肖相如医学丛书

阳痿治法集锦

肖相如◎编著

全国百佳图书出版单位
中国中医药出版社
·北京·

图书在版编目（CIP）数据

阳痿治法集锦 / 肖相如编著 . —北京：中国中医
药出版社，2022.1
（肖相如医学丛书）
ISBN 978-7-5132-6666-6

Ⅰ . ①阳… Ⅱ . ①肖… Ⅲ . ①阳痿－中医治疗法
Ⅳ . ① R277.58

中国版本图书馆 CIP 数据核字（2021）第 007921 号

中国中医药出版社出版

北京经济技术开发区科创十三街 31 号院二区 8 号楼
邮政编码　100176
传真　010-64405721
廊坊市晶艺印务有限公司印刷
各地新华书店经销

开本 710×1000　1/16　印张 11.5　字数 178 千字
2022 年 1 月第 1 版　2022 年 1 月第 1 次印刷
书号　ISBN 978－7－5132－6666－6

定价　48.00 元
网址　www.cptcm.com

服 务 热 线　010-64405510
购 书 热 线　010-89535836
维 权 打 假　010-64405753

微信服务号　zgzyycbs
微商城网址　https://kdt.im/LIdUGr
官 方 微 博　http://e.weibo.com/cptcm
天猫旗舰店网址　https://zgzyycbs.tmall.com

如有印装质量问题请与本社出版部联系（010-64405510）

《肖相如医学丛书》出版说明

有学者才会有学术，有学术才会有疗效。

所谓学者，就是有健全的人格，有自由的灵魂，为了学问而学问，不图名，不逐利，不媚权，不流俗，内心宁静，独立思考，坚持质疑的人。学术是有价值的，学术可以为学者带来名利，但学者不是为了名利而做学问。判断真假学者的根据，是看其在名利和学问之间的选择，在权势和真理之间的选择。

对中医而言，有学术才会有疗效，做学问就要静下心来。我的人生态度是健康、快乐、自由地学习、工作、生活。我享受读书、教书、临证、思考的生活状态。我的理想是成为北京中医药大学最好的老师和最好的医生。我要用我的行动告诉我的学生，做纯粹的中医也能活得自由自在，理直气壮。要做学问，要想成为真正的学者，不能执着于追名逐利。所以我没有任何职务，没有获过任何奖励，没有做过实验研究，我的身份就是老师和医生。我硕士研究生就读于湖北中医学院（今湖北中医药大学）的伤寒论专业，博士研究生就读于中国中医研究院（今中国中医科学院）的肾病学专业。这样的教育背景决定了我的学习和工作领域，即《伤寒论》和肾病学，我的主要工作就是教《伤寒论》，看肾病。

经典是中医的基本功，临床思维能力和疗效的好坏，都取决于经典的水平。经典之中，重中之重是《黄帝内经》和《伤寒论》。幸运的是，我系统地上过三次经典课，而且是湖北中医学院最好的老师给我们上的四大经典。其中《伤寒论》我专门学了六年，工作以后主要从事《伤寒论》的教学，要想教好《伤寒论》，不熟悉《黄帝内经》《金匮要略》和温病学是不可能的，当然，我也教过《黄帝内经》和温病学。同时，我也十分热爱老师这个职业，我主要的时间和精力都用于教学，就是备好课和上好课，上好课的前提是备好课，备好课就是读书，特别是读经典，起码要自己先读明白了，才可能教给学生。我是一个很敬业的老师，因为我很享受备课和上课的过程。这也意味着我比绝大多数的中医拥有更好的学习经典的条件，我的工作要求我必须学习经典。正因如此，与很多不重视经典的中医相比，我可能对经典更熟悉一点，临床疗效也可能要好一点。

肾病学，是我攻读博士研究生的专业，也是我临床研究的方向。医学的发展越来越快，范围越来越广，分科越来越细。这就要求医生有坚实的医学基础知识，包括中西医的基础知识，在医学院的理论课学习阶段就要打牢基础；从临床实习开始到主治医师的阶段要广泛地学习、了解各科的知识，具备大内科医生的能力；成为主治医师以后，要确定相对固定的专业方向，并进行深入的学习和研究。很多人认为中医是不分科的，也是不能分科的，必须什么病都会看，否则就是水平不够。这不是事实，也不利于医学的发展。医学分科古代就有，如疾医、疡医、食医、大方脉、小方脉、带下医、哑科，等等。现在的中医，不仅要分科，而且还应该参考西医的分科，并学习西医的专科知识，否则容易误诊误治。来找我治疗的肾病患者中，就经常有人是被所谓的"铁杆中医""纯中医"治坏了的。比如，一位肾功能损害的患者，找一位"铁杆"的老中医治疗，他老人家也不要患者做相关的检查，当然也看不懂，结果越治越重，患者实在扛不住了，去医院一查，都到尿毒症了；有一次，碰到一位老中医，他知道我是肾病科的医生，他跟我说，中医治疗尿毒症就是小菜一碟，把我听得直冒冷汗。这位估计连什么是尿毒症都不清楚，尿毒症的治疗哪有容易的？

所以，我认为，医生要根据自己的兴趣，选择相对固定的领域，持之以恒地学习、研究、思考，进行学术积累，即"术业有专攻"。这次出版的这些小册子，就是我在《伤寒论》和肾病这两个领域学习过程的一些记录。

写作是一种有效的学习方式，要想弄清楚一个问题，最好是就这个问题写一篇文章，写文章的目的并不是发表论文，而是让自己先弄明白这个问题。因为不阅读文献，不积累足够多的资料，没有思考清楚之前，是不可能写出一篇文章来的。把一个领域的主要问题都写成了论文，就可以出一本小册子了。虽然水平不一定高，但这是自己做过的事情，是自己的一些思考，无论对与错，或许对同道有些参考意义。

关于《伤寒论》，我于2009年11月出版了《肖相如论伤寒》，2016年7月出版了《肖相如伤寒论讲义》，还有就是这次将要一起出版的《特异性方证》。

《肖相如论伤寒》是我学习、运用、研究《伤寒论》的一些体会，也算是我学习《伤寒论》的小结。该书共有三部分，即专题论述、讲稿和医案。在专题论述部分，对一些概念进行了辨析，提出了我的理解，比如表证并不是六淫都有、解肌的实质是补脾胃、脾约不是麻子仁丸证、少阳不是半表半里、四逆汤不是少阴病的主方、寒厥不会有厥热胜复、第326条不能作为厥阴的提纲、乌梅丸不是厥阴病的主方等，这是全书的重点；讲稿部分是对我上课讲稿的整理；医案部分是我运用《伤寒论》方的验案。

《肖相如伤寒论讲义》是因为现行的教材中错误的概念太多，还有就是表述不规范，这严重影响了中医的传承和交流，我认为教材应该在规范概念的基础上，用学术语言进行规范、平实、准确地表述，这就是我做的尝试。因为《肖相如论伤寒》中的主要内容融入到了《肖相如伤寒论讲义》中，为了避免重复，这次的丛书"伤寒论"部分只选了《肖相如伤寒论讲义》，而没有将《肖相如论伤寒》一并再版。《肖相如伤寒论讲义》的再版修订有以下几方面：一是对错别字进行了校勘；二是加了张仲景的原序；三是加了条文索引；四是加了方剂索引；五是将讲义中没有讲到的原文作为备考条文附后。

《特异性方证》是这次要一起出版的新书。"特异性方证"是我根据《伤寒论》的实际内容引申提出的一个新概念。"特异性方证"，就是方和证之间具有特异性的关联，可以达到药到病除的特效，具有精准、快捷、高效的特征。

现行的以教材为代表的主流观点认为，《伤寒论》的核心是辨证论治，但《伤寒论》的实际内容并不支持这一观点。《伤寒论》的核心是方证，主要讨论的是方和证之间的关联程度，有的是"主之"，有的是"宜"，有的是"可与"，有的是"不可与"。其中，只有"主之"的方证之间关联程度最高，可以达到药到病除的特效，属于"特异性方证"。所以，"特异性方证"是方证中的精华，是医学的最高境界。

同时,"特异性方证"也是中医的标准化体系,具有确定性和可重复性。辨证论治背离了张仲景的正确方向,使中医失去了确定性和可重复性。

《外感病初期辨治体系重构》于 2015 年 10 月出版。《伤寒论》主要讨论的是外感病,实际内容以外感寒邪为主。治疗外感病是中医的基本功,但外感病的误治很严重,究其原因,在于现行教材关于外感病初期辨治的理论基本上是错误的,对外感病初期的辨治体系进行重构是刻不容缓的,所以在困惑了几十年之后,我花了十年的时间进行研究和思考,出版了《外感病初期辨治体系重构》。从研究范围来说,算是对《伤寒论》的一点延伸。这次纳入丛书再版,对错别字进行了校勘,其他内容不做大的修改。

《阳痿治疗集锦》于 1992 年 8 月由山西科学技术出版社出版,是一本关于阳痿治疗的资料性小册子。1991 年我在西苑医院出诊,应邀在《北京晚报》的"科技长廊"发表了一组中成药治疗阳痿的科普文章,导致就诊的阳痿患者急剧增加,于是就将收集到的关于阳痿治疗方法的资料整理成册,出版了《阳痿治疗集锦》。阳痿是最常见的性功能障碍,其他的性功能障碍也不少,为了适应临床治疗的需要,又对常见的性功能障碍的治疗方法进行了学习和研究,由中国医药科技出版社于 1995 年 4 月出版了《中西医结合性治疗学》。也就是说,关于性功能障碍,我出版了《阳痿治疗集锦》和《中西医结合性治疗学》两本小册子。山西科学技术出版社于 1998 年 7 月将《阳痿治疗集锦》更名为《阳痿病防治》再版。这次将《阳痿治疗集锦》更名为《阳痿治法集锦》,纳入丛书再版,对错别字进行了校勘,其他内容不做大的修改。

《肖相如论治肾病》于 2005 年 10 月出版。主要内容有我对导师时振声先生治疗肾病学术经验的学习和总结，中医治疗肾病基本理论问题，我对常见肾病的学习、治疗、研究的心得，还有就是我对慢性肾功能衰竭治疗研究的专题，特别是我提出的"慢性肾功能衰竭的整体功能代偿疗法"，最后是我的博士学位论文的内容，关于慢性肾炎气阴两虚的研究。其中的主要内容我都发表过学术论文，所以，也算是我学习、治疗、研究肾病的小结。虽然关于肾病的书很多，但个人的专著却很少，因为我的这本小册子主要是个人的思考、心得，比较贴近临床，所以还比较受欢迎，2017年4月修订后再版，再版时第一版脱销已久。这次纳入丛书再版，对错别字进行了校勘，其他内容不做大的修改。

《发现肾虚》于2010年4月出版。肾虚证广泛存在，肾虚是中医学的重要概念，也是一个近乎家喻户晓的概念，以慢性疲劳综合征为代表的肾虚证患者主要就诊于肾病科。但是，关于肾虚证，并没有规范、完整的体系。在肾病科，肾虚证的患者很多，因为临床治疗的需要，我着手对这一专题进行学习、研究，以《黄帝内经》关于肾的功能和肾虚的记载为基础，对肾虚证进行了较为系统的整理，基本构建了肾虚证的理论框架。因为肾虚证是一个大众关注度很高的话题，我于2011年1月在中国轻工业出版社出版了科普版《养生肾为本》，2014年4月出版了《肾虚吗》。在北京卫视《养生堂》、江苏卫视《万家灯火》、中央人民广播电台中国之声《养生大讲堂》等很多栏目也做过关于肾虚的科普节目。《发现肾虚》此次纳入丛书再版，对错别字进行了校勘，其他内容不做大的修改。

《阳痿治法集锦》《肖相如论治肾病》《发现肾虚》，算是我在肾病这个领域学习过程的小结。

《西医不治之症的中医治疗验案》于2008年4月出版，是一次意外事件引出的应景之作。2006年，有人发起了取消中医的网上签名，中医的存废又成了热点，很多人跟我说，您应该就此发出一些声音。为此发声的人很多，不如做点实际工作，用事实告诉大家，仅仅有西医是不够的，很多疾病在西医的体系内是没有治疗方法的。当时，在校的研究生也在热议这件事，我把我的想法告诉了他们，得到了他们的积极响应和支持。于是，在侯中伟和陈松鹤两位博士的带领下，通过各位编委的辛勤工作，这本小书得以问世，出版之后很受欢迎。这本书是全体编委的集体成果，此次纳入丛书再版，就是为了让我们的这本小书能够影响更多的人。除了对错别字进行校勘外，其他内容不做大的修改。

概括而言，《肖相如伤寒论讲义》《特异性方证》和《外感病初期辨治体系重构》，是我学习《伤寒论》和外感病的一些心得体会；《阳痿治法集锦》《肖相如论治肾病》和《发现肾虚》，是我学习肾病的一些心得体会；《西医不治之症的中医治疗验案》则是对中西医关系的思考。需要说明的是，出版较早的书中有的观点可能和出版较晚的书中的观点有矛盾之处，说明我的认识在变化。

这次将这些小册子呈现给大家，只是想以此说明，医生需要放弃名利，独善其身，静下心来读书、临证、思考、总结，给真正想学中医而又困惑的人一点借鉴。若能对大家有所启迪，则已幸甚！一家之言，一己之见，难免有错误和偏颇，欢迎讨论，欢迎赐教，欢迎批评！

肖相如

2021 年 11 月 2 日于北京花家地

前　言

　　阳痿，是最常见的男性性功能障碍。它不但危害人们的心身健康，更为严重的是常常因之而导致婚姻破裂、家庭崩溃。因此，阳痿的研究一直是最活跃的领域，也是男性性功能障碍中研究最广泛、最深入的课题之一。对于阳痿这样一种发病广泛、危害深重的疾病，应该有一本比较全面、系统地介绍其防治方法的普及性读物，作为患者就医和选择自我疗法的指南。为此，1984年以来，笔者对此进行了专门研究，1987年笔者考入中国中医研究院攻读肾病专业博士研究生，为研究提供了有利的条件。在此期间，笔者收集阅读了大量的资料，积累了一些临床经验，现将手头的资料和部分体会整理成册。应该说明的是，本书以治法为纲，收集了国内外、中西医有关阳痿的主要治法。通过研究发现，阳痿的中西医治疗各具特色，但是，中医的治法更为丰富多彩，具有简、便、廉、验、易于普及的优点，更加符合我国的国情。因此，本书在内容编排上以传统的中医疗法所占比重较大，而且力求实用，医者、患者皆宜。若医者得之能知阳痿治法概况，病者得之能找到适合自己的治法，则笔者甚幸！

　　编写时，引用了部分书刊的资料，谨致谢忱！

肖相如

2021 年 11 月

目 录

上篇 总论

第一章 男性性功能概述 ……………………………………… 3

第一节 男性性器官简介 ……………………………………… 3

第二节 男性性功能的调节 …………………………………… 5

第三节 中医对性器官及性功能的认识 …………………… 10

第二章 阳痿概论 ……………………………………………… 14

第一节 阳痿的病因 ………………………………………… 14

第二节 阳痿的诊断 ………………………………………… 25

第三节 中医对阳痿的认识 ………………………………… 35

第四节 阳痿的预防 ………………………………………… 40

下篇 各论

第三章 中医辨证治疗 ……………………………………… 45

第四章 针灸治疗 …………………………………………… 58

第一节 针法治疗 …………………………………………… 58

第二节　灸法治疗 ……………………………………………… 63

第三节　重要参考资料 ………………………………………… 66

第五章　气功治疗 …………………………………………… 70

第一节　内气治疗 ……………………………………………… 70

第二节　外气治疗 ……………………………………………… 78

第六章　推拿治疗 …………………………………………… 83

第七章　中成药治疗 ………………………………………… 88

第八章　饮食治疗 …………………………………………… 99

第一节　汤食类 ………………………………………………… 99

第二节　粥食类 ………………………………………………… 104

第三节　糕点类 ………………………………………………… 110

第四节　菜肴类 ………………………………………………… 112

第五节　酒类 …………………………………………………… 118

第九章　验方治疗 …………………………………………… 124

第十章　心理治疗 …………………………………………… 129

第十一章　行为治疗 ………………………………………… 133

第一节　非生殖器性感集中训练 ……………………………… 133

第二节　生殖器性感集中训练 ………………………………… 137

第三节　阴道容纳 ……………………………………………… 140

第四节　阴道容纳与活动 ……………………………………… 142

第十二章　西药治疗 ………………………………………… 143

第一节　非激素类药物 ………………………………………… 143

第二节　激素类药物 ……………………………………………… 144

第三节　海绵体内注射血管活性药物 …………………………… 146

第十三章　手术治疗 ……………………………………………… 148

第一节　阴茎假体植入手术 ……………………………………… 148

第二节　血管外科手术 …………………………………………… 155

附录　穴位简介 …………………………………………………… 159

主要参考书目 …………………………………………………… 166

上篇

总论

第一章　男性性功能概述

男性性功能，简单地说，就是性行为的能力。能否完成性交，是其最明显的标志。这种能力首先是由男性性器官（又称生殖器官）来体现的。因此，在谈男性性功能之前，有必要了解一下性器官的组成和功能。

第一节　男性性器官简介

男性性器官由外性器官和内性器官两部分组成。

一、外性器官

（一）阴茎

阴茎是完成性交的直接器官，在性功能中具有重要地位。因为本书以阳痿为主题，所以对阴茎的结构和功能也简单地予以介绍。

阴茎呈圆柱状，成年男子松弛时长 7～11 厘米，勃起时长 14～18 厘米。一般而言，松弛状态较小的阴茎勃起比率较大，而松弛状态较大的阴茎勃起比率较小。阴茎兼有排尿和射精的功能。

阴茎后部为阴茎根，中部为阴茎体，为可动部。体的前端膨大部分为阴茎头（又称龟头）。阴茎头顶端有尿道外口，头后稍细部分称为阴茎颈。阴茎颈部对性刺激特别敏感，为男性的主要性感区。

阴茎由背面的两条阴茎海绵体和腹面的一条尿道海绵体组成。龟头实际上是尿道海绵体的膨大部分。海绵体就是外包白膜的勃起组织。所谓勃起组织就是由许多平滑肌组成的血管窦。这些血管窦与海绵体中心动脉相通，血管窦壁有横行的和纵行的平滑肌。平时，这些血管窦是基本闭合的，当性的神经冲动传来时，平滑肌收缩，阻止了进入血管窦内血的流出，于是，血管窦内高度充血，阴茎即变粗变硬，这就是性兴奋时期阴茎勃起的机制。

阴茎的皮肤薄而柔软，具有丰富的感觉神经末梢，在龟头部尤其丰富，性交动作实际上就是男女性器官的机械摩擦，而对感觉神经末梢产生机械刺激，感觉神经末梢接受刺激，并将其转化为神经冲动，经阴茎背神经上传到初级性神经中枢。所以，阴茎的感觉神经末梢是性冲动的主要来源。

阴茎皮肤在阴茎头处褶成双层的包皮，包皮内层与阴茎头皮肤之间的腔隙称为包皮腔。在阴茎头下面，包皮与尿道外口相连的皱襞称阴茎系带。阴茎系带及阴茎体部的皮肤，特别是沿尿道分布的皮肤，都是男性性感区。

（二）阴囊

阴囊是皮肤构成的一个囊袋。里面有两个睾丸，中间由阴囊隔分开。阴囊的皮肤薄而柔软，有明显的色素沉着，并生有稀疏的阴毛。阴囊对温度的变化较为敏感，受凉时阴囊收缩，内部的睾丸升提；受热时阴囊松弛，这种变化对调节睾丸的温度十分重要。阴囊、大腿内侧及肛门与阴囊之间的皮肤也是男子性感区。性兴奋时，阴囊壁变厚、变硬。

二、内性器官

（一）睾丸

睾丸是男性性腺，是产生精子和分泌雄性激素的器官。

睾丸呈卵圆形，上面是附睾。睾丸内部的重要结构是曲细精管，是生成精子的场所。曲细精管之间是睾丸间质细胞，是产生雄性激素——睾酮的地方。男性性器官的发育和维持、性功能的发育和维持、第二性征的发育和维持，都有赖于睾酮的作用。

（二）输精管道

精子由睾丸内的曲细精管生成，曲细精管汇集成精直小管，然后在睾丸上端形成睾丸网，此后通过睾丸输出小管，进入附睾。

附睾由附睾管组成，管内分泌液供给精子营养，还可促进精子继续成熟。精子从睾丸输出小管进入附睾，暂时贮存起来，附睾尾接输精管。

输精管长约 50 厘米，管壁有肌肉，肌肉收缩能使精子排出，输精管上行通过骨盆，进入下腹部，与精囊腺相接。

精囊腺位于膀胱底部，它分泌黄色黏稠液体，成为精液的一部分。精囊腺的排泄管接射精管。

射精管是穿过前列腺的短管，长约 2 厘米。平时处于关闭状态，只有在强烈的性兴奋时才开放，让精液进入尿道。

前列腺是一个约栗子大小的性腺体，位于尿道根部，后部紧贴直肠。尿道从前列腺体内通过。前列腺有导管与尿道相通，它分泌前列腺液。在性高潮时，前列腺收缩，开始射精，这时尿道的肌肉收缩，使精液（包括从睾丸和附睾来的精子、精囊腺液及前列腺液）作连续冲击状的射出。

尿道球腺为两个豌豆大小的球形器官，以细长的排泄管开口于尿道球部。当发生性冲动时，它分泌黏液，由尿道口排出，性交时起润滑作用。

其中精囊腺、前列腺、尿道球腺又称为附性腺。

第二节　男性性功能的调节

男性性功能是一个非常复杂的生理过程。男性性器官各部分功能协调一致，共同完成性交，不仅需要神经系统、血管系统、内分泌系统的调节，而且还要有健全的精神心理状态、适宜的生活环境，才能正常进行。

一、内分泌系统对性功能的调节

人体内分泌腺所分泌的激素，如睾丸分泌的睾酮、垂体前叶分泌的前叶激素、甲状腺分泌的甲状腺素、肾上腺皮质分泌的皮质激素，以及胰岛分泌的胰岛素等，都与男性性功能有着较密切的关系。或者说，这些内分泌腺中的任何一种功能障碍，都将导致性功能障碍，不过，其中最重要的是睾丸和垂体前叶的功能。

（一）睾酮

睾丸产生的激素与性功能有着十分密切的关系，性器官及其附属腺都受睾丸激素的直接影响，其中最主要的就是间质细胞分泌的睾酮。青春发育期，生殖器官和附属腺的发育，必须依赖睾酮的促进，从而获得功能。性功能的维持，必须有足够的睾酮。所以，当睾丸间质细胞功能不足时，性功能就衰退，如果补充外源性睾酮，性功能又得以恢复。但是，必须看到，睾酮对性功能的作用是较为缓慢的，是基础性质的。

此外，大脑皮层性中枢的神经细胞对雄性激素也有特殊的敏感性，雄性激素可以提高性中枢的兴奋性，在雄性激素的作用下，使大脑皮层性中枢对一定的刺激更易发生效应。

（二）垂体前叶与睾酮

睾丸间质细胞虽然具有分泌睾酮的能力，但是，必须在垂体前叶分泌的促性腺激素的刺激下才能分泌。所以，它是受垂体前叶调节的。当间质细胞分泌的睾酮超过所需的量时，又可抑制垂体前叶，使它减少分泌促性腺激素。这样，垂体促性腺激素的分泌与睾酮的分泌，两者之间通过"负反馈"机制保持符合生理需要的动态平衡。

具体地说，垂体前叶促性腺激素对睾丸的作用，是通过以下两种途径实现的：①通过黄体生成素（LH）刺激睾丸的分泌；②通过卵泡刺激素（FSH）作用于曲细精管的生殖细胞，成为精子发生的始动因素。卵泡刺激素还与高浓度的睾酮起协调作用，维持曲细精管的功能。这种协同作用还依

赖于生殖细胞分泌的抑制素的存在

（三）下丘脑与垂体前叶

垂体前叶分泌促性腺激素，是受下丘脑控制和调节的。下丘脑是神经组织，但它也分泌一种激素，叫促性腺激素释放激素（GnRH），它刺激垂体前叶，使之分泌促性腺激素。因此，可以认为，促性腺激素释放激素是下丘脑和垂体前叶之间的传递物质（递质），也是神经和内分泌之间联系的关键物质。此外，促性腺激素释放激素除了具有刺激垂体前叶释放促性腺激素的作用以外，其本身还参与垂体前叶细胞产生促性腺激素。

（四）其他内分泌腺对性功能的影响

从以上不难看出，垂体前叶和睾丸之间相辅相成而又相互制约的关系，使它们成为一个内分泌调节系统，即垂体 – 睾丸系统。这一系统受神经系统支配，其递质就是促性腺激素释放激素。这一途径实际上是神经系统通过内分泌系统达到调节性功能的途径，名为神经 – 体液途径，也是一条作为基础的内环境调节途径。在人体内分泌系统中，对性功能有较明显影响的，除了垂体 – 睾丸系统外，还有垂体 – 肾上腺皮质系统、垂体 – 甲状腺系统和垂体 – 胰岛系统等。

肾上腺皮质激素对性功能也有影响，其影响的机制是矛盾的。首先，肾上腺皮质激素与睾酮之间具有拮抗作用，但是过多的皮质激素可引起垂体前叶分泌促皮质激素的减少，同时却使促性腺激素分泌增加，睾酮也随之增加。不过，临床上肾上腺皮质功能亢进的患者，常常表现为性功能减退，这可能是上述影响中以拮抗作用为主的缘故。

甲状腺功能的亢进和低下，常因影响代谢紊乱而影响性功能。但正如性激素一样，皮质激素对甲状腺素也有拮抗作用，而且甲状腺素的分泌，也是垂体前叶分泌促甲状腺素来支配的。当甲状腺素分泌增加时，垂体前叶分泌促甲状腺素即减少。当促甲状腺素分泌下降时，促肾上腺素的分泌相应减少，促性腺激素相应增加，后者又促使睾酮的分泌增加。但是，无论甲状腺的功能亢进还是低下，只要病情发展到一定程度，性功能几乎都是低下的。除了上述的代谢紊乱所致以外，各种内分泌之间的关系紊乱，可能也是原因之一。

胰岛分泌功能低下对性功能的影响已越来越受到重视。胰岛分泌功能紊乱是糖尿病发病的主要原因。关于糖尿病对男性性功能的影响，目前研究多集中于下丘脑—垂体—睾丸系统。糖尿病患者血液睾酮水平正常，24 小时内尿 17 —固醇排出量有高有低或正常，极不一致。尿中促性腺激素水平较低，而血中促性腺激素正常。此外，当血糖升高时，垂体前叶细胞对促性腺激素释放激素应答较差。这些说明，血糖水平也是影响性功能的一个方面。

必须指出，内分泌对性功能的调节是极其复杂的综合过程，许多环节尚不清楚，但它的作用缓慢却是一个非常明显的特点。这种调节与在此基础上神经系统的直接调节是相辅相成的。

二、神经系统对性功能的调节

（一）调节性功能的神经中枢

调节性功能的神经中枢分为大脑中枢和脊髓中枢。勃起中枢在大脑位于皮层的边缘系统，在脊髓位于胸腰段（$T_{12} \sim L_3$）和骶段（$S_2 \sim S_4$）。射精中枢位于脊髓胸腰段（$T_{12} \sim L_3$）。

性的感觉神经末梢接受刺激后发出的感觉冲动，经感觉神经传入脊髓中枢，再由运动神经外传，构成反射弧，并可上传到达大脑的最高中枢。大脑最高中枢与下级中枢的联系主要是通过自主神经（指交感神经和副交感神经）来完成的。

从反射弧的概念理解，初级性中枢的兴奋，是由阴茎感觉神经末梢接受性刺激引起的，这类刺激产生的神经冲动，传至勃起中枢引起勃起中枢的兴奋，反射性地引起阴茎勃起和附属腺分泌，为性交和射精做好准备。射精中枢的性兴奋较勃起中枢为低，只有当勃起中枢在性交过程中不断积累兴奋性，使射精中枢的兴奋性达到引起射精的程度时，才引起膀胱括约肌的痉挛，输精管道和精囊腺的阵发性收缩等一系列射精动作，以及周身肌肉痉挛等综合效应，与此同时，男性出现性高潮。这一过程有赖于副交感神经系统的兴奋（经过阴部神经传递）来完成。当出现性高潮以后，性中枢即由兴奋转入抑制，副交感神经系统从兴奋状态变为抑制，转而交感神经系统出现兴奋，表现为心悸、出汗、呼吸增粗等现象，勃起亦相继消失，性交过程全部结束。

但是，性功能活动绝不是简单的初级反射弧的过程。性欲是整个大脑皮层思维活动的结果。性交活动是通过大脑皮层边缘系统的性中枢和间脑系统调节的。雄激素敏感神经细胞（神经元）在这一调节中起决定性的作用。实际上，阴茎感觉神经末梢的冲动并不是性中枢开始兴奋的冲动来源。因为性欲的产生并非来自性交的动作，而恰恰相反，只有出现性欲以后，才有勃起和性交动作。所以，性交动作产生的冲动，只是勃起中枢积累兴奋性的冲动来源，同时也是各级性中枢积累兴奋性的冲动的来源。真正性欲的起始冲动来源于视、听、嗅和触等感觉器官接受相应刺激产生的冲动，如看到、听到或嗅到有关异性的信息。在具有语言功能即第二信号系统的人类，以往留在脑子里的痕迹的重新出现（即痕迹反射），是尤其重要的冲动来源。这些冲动引起了高级神经中枢的兴奋，然后通过兴奋的扩散，导致初级性中枢的兴奋，出现勃起及生殖附属腺的分泌等全面的性交准备现象。性交功能是大脑皮层调节下的复杂的全身活动。性高潮后的一系列交感神经系统兴奋现象，不仅是局部交感神经的作用，而且是交感神经在大脑皮层调节下的兴奋。因此，性功能的过程是大脑皮层统一调节下的生物学过程。

（二）性中枢与其他神经中枢的关系

大脑皮层是所有高级神经中枢的集中地。这些高级神经中枢是相互联系的。它们之间的联系形式就是兴奋过程和抑制过程。任何一个中枢的兴奋，都可能通过兴奋性的扩散（正诱导）引起性中枢的兴奋，而产生性冲动。例如，看到色情画面引起视觉中枢的兴奋，导致性中枢的兴奋，产生了性欲。也可因任何一个中枢兴奋性的诱导，引起性中枢的抑制过程（负诱导）。例如，在性交中因外界环境的突然变化性交旋即终止，勃起消失。但是，这些过程也绝非简单的机械过程，而是大脑皮层对体内外环境密切协调后的统一结果。

大脑皮层中枢抑制和兴奋过程的产生，必须有足够的刺激强度（这些刺激包括体表感受器所接受的和内环境感受器所接受的），而且冲动必须有效地传入。此外，对于性中枢来说，前述的痕迹反射以及其他（如时间）条件反射亦有同样的、甚至更为重要的作用。

必须指出，大脑皮层中的高级性中枢基本上是处于抑制状态的，所以日常生活中大量的性刺激并不导致性中枢的兴奋。

第三节　中医对性器官及性功能的认识

一、中医对男性器官的描述

中医学理论体系主要成熟于封建时代。战国以后，由于封建礼教的思想统治，认为人的躯体肤发，受之于父母，不应有任何毁坏，故人体解剖，一蹶不振。性器官一向被视为亵物，而少人问津。所以，中医对性器官的描述较少，而且主要是对外性器官的一些粗浅描述，简介如下

阴茎：中医古籍中有"玉茎""宗筋""阳物"等名称。

龟头：中医古籍中有"阳锋""阴干"等名称。

阴囊：中医古籍中有"肾囊""绣球"等名称。

睾丸：中医古籍中有"外肾""卵子""肾子""卵核"等名称。

此外，中医古籍中的"睾系"相当于现代解剖学所指的附睾、附睾管、输精管、射精管、尿道等输精管道。"茎垂"是阴茎和阴囊的合称。"阴筋"指睾丸系带。"阴器"有的指阴茎，有时是外生殖器官的总称。"下窍"指前阴尿道（一说包括精窍）和后阴肛门。

二、中医对性功能的认识

中医学认为，男性性功能是在全身各脏腑经络、组织器官的协调作用下得以实现的生理活动。

（一）脏腑与性功能

五脏六腑的功能都与性功能相关，不过，有主次、直接间接之不同。其中以肾最为重要。

1. 肾 具有藏精、主生殖、主生长发育的功能，又为"作强"之官，出"伎巧"。《素问·上古天真论》说："丈夫八岁，肾气实，发长齿更；二八，肾气盛，天癸至，精气溢泻，阴阳和，故能有子……"由此可见，肾脏之精气是性功能的物质基础。其盛衰与性功能的盛衰密切相关。肾脏所藏之精，受之于先天父母，是促进性发育和维持性功能的原始物质，故又称为"元精""真精""先天之精"。肾精在阳气的蒸化下化为肾气，具有温煦、振奋阴器的作用，以完成其"司作强""出伎巧"的功能。中医所谓的"作强"和"伎巧"，就是指阴器的兴奋和完成性交活动。

"天癸"是一种具有类似性激素样作用的物质。在肾气充实的前提下激发和维持性功能。天癸和肾气是维持性功能的物质基础，二者同生同竭，关系密切。

2. 心 中医学认为，心主神明，即主宰人体的精神、意识、思维活动。《黄帝内经》（以下简称《内经》）所谓"所以任物者谓之心"，指此而言。性功能虽然根源于肾，但却与性信号的刺激密切相关。曾经有人将出生不久的幼小猩猩放在野外，与猩猩群体隔离，使它不接触群体中的所有性行为，等到青春发育期，这些小猩猩对性就会一无所知。尽管体内的激素照常分泌，但它对性的要求并不迫切。更有意思的是，一些动物学家发现，雌猩猩阴道及大汗腺的分泌物，具有特殊气味，能激发雄猩猩产生性激素，并因此动情。如果将雌猩猩所散发的分泌物彻底消除，那么雄猩猩就会无动于衷。人类的性功能也是如此，耳闻、目睹有性色彩的资料，与异性身体的接触，回忆既往的性经历等，都能激起性欲。现代医学认为，这些活动属于脑及神经系统的性调节，而中医则认为这些活动由心主宰。所以，清代医家喻嘉言认为"心为情欲之府"（《医门法律·卷一·附答内经十问》）。明代医家张景岳认为"精之藏制虽在肾，而精之主宰则在心"（《景岳全书·卷二十九·遗精》）。心为君火，肾为相火，心火一动，相火亦随之而动，即所谓火动乎中，必摇其精。故人有所感，必先动其心，心火动则欲念起，方有阴茎勃起、交媾等性行为。因此，中医认为，性功能根源于肾，始萌于心。

3. 肝 肝藏血，主疏泄，性喜条达，且肝主筋，为罢极之本，与人体的气机和情志关系密切。而中医认为，阴茎以筋为体，属肝所主；以气血为用，得气血充养方能作强。而肝能藏血，调节血量，且能调畅气机，再则，肝能调畅情志，所以，肝脏的功能与性功能也有密切关系。

此外，肝与胆互为表里，胆主决断，十一脏皆取决于胆。阴茎之所以能勃起，必有少阳胆气激发相助肾气，而使宗筋振举，临危不惧。如胆气不足，则肾气失助，气血不得充于宗筋，阴茎不强而痿，即胆不决断而宗筋怯弱之故。

（二）经络与性功能

经络系统纵横交错，遍布全身，具有运行气血，沟通上下表里，联系四肢百骸的功能。而经络系统与性器官具有千丝万缕的联系。如足厥阴肝经入毛中，环阴器，抵少腹；督脉起于少腹以下骨中央，女子入系廷孔，循阴器，男子循茎下至篡；任脉起于中极之下，上毛际，循腹里；足少阴肾的经筋结于阴器；足阳明和太阴之经筋聚于阴器。所以，《类经》中说"阴器者，合太阴、阳明、少阴之筋，以及冲、任、督之脉皆聚于此，故曰宗筋"（卷七·经络类）。可见，经络系统的功能正常与否，对性功能的影响极大。

（三）气血津精与性功能

气血津精是构成人体和维持人体生命活动的基本物质，亦是维持人体正常性功能的物质基础。

1. 气 人体的气，一指脏腑组织的生理功能，如脏腑之气，经络之气；一指构成人体和维持人体生命活动的精微物质。气又可分为真气、宗气、营气、卫气等。其中真气是人体生命活动的原动力，受之于先天，由先天之精化生；藏之于肾，即为肾气，赖后天之气不断充养，是激发人体性功能的原动力。

2. 血 血液在脉管之中运行于全身，发挥其濡养的功能。而宗筋全赖气血的充养方能作强。所以，血液的虚少或运行障碍，均可影响性功能。

3. 津 津液是人体血液以外，一切正常体液的总称，分布于全身，具有广泛的生理功能。除了可以充养全身组织器官外，还是血液和精液的组成部分。所以，津液的虚少可以导致性器官失于充养而影响性功能；津液的运行障碍，则可生成痰浊，阻滞经脉而影响性功能。

4. 精 精有先天之精和后天之精。先天之精禀受于父母，藏之于肾，即肾精，具有激发和维持性功能的作用。而后天之精来源于脾胃的水谷精微，需不断地充养先天之精，使其源泉不竭。所以，精的虚少或运行障碍，可以直接影响性功能。

第二章　阳痿概论

阳痿是临床上最常见的男性性功能障碍。通常是指阴茎不能勃起，或虽勃起但不坚硬，或勃起不能维持，以致不能完成性交的情况。阳痿常与其他性功能障碍相互影响，共同存在，使病情更加复杂。如早泄持续发生可转变为阳痿，而阳痿久治不愈又可使性欲低下，性欲降低更可加重阳痿。

第一节　阳痿的病因

阳痿的病因，过去认为 90% 以上是由于精神性因素或心理性因素所致，随着研究的深入，诊断技术不断创新，发现 30% ～ 50% 的阳痿有器质性病变存在，而且有许多是精神性因素和器质性因素综合影响所致。

一、精神性因素

精神性阳痿的发病因素通常有以下几种：①由于性无知或家庭教育不当，造成对性问题的神秘感、厌恶感、邪恶感和恐惧感；②家庭矛盾或夫妻间感情不和，致思想负担过重；③过度疲劳、情绪激动、心情忧郁、环境不理想等。

在第一次发生阳痿时，往往都有特殊的发病因素干扰了正常的性活动，于是，因此而怀疑自己的勃起能力。怀疑自己的生殖器官是否太小，过去动过手术、有过手淫是否会影响性功能，因而每次性生活时都高度紧张或焦虑，造成大脑皮层的强烈抑制而发生阳痿。

二、器质性因素

（一）糖尿病

糖尿病患者阳痿的发生率可较其他人高 2～5 倍，据统计35%～59%有临床表现的糖尿病患者都有不同程度的阳痿，其确切机理尚不清楚。一般认为与下述原因有关：

1. 神经性病变　患糖尿病后，自主神经纤维可见肿胀破裂、空泡化及轴索直径改变。这些神经纤维并无炎性改变。糖尿病患者阴茎海绵体内的去甲肾上腺素含量明显低于正常人，也间接反映了交感神经受损。神经病理学研究也发现供应自主神经的血管有病变，因而可影响神经的营养供应。

2. 血管性病变　糖尿病患者的血管腔常明显狭窄，加之血管壁的钙化及血管内膜的改变，都可影响阴茎的血供。

3. 内分泌异常　糖尿病与内分泌异常的因果关系尚不清楚，但糖尿病患者常有睾丸功能不全。

4. 精神因素　由于长期患病，患者要限制饮食，依赖药物，体力减退，都可引起焦虑而影响性功能。

值得注意的是，有些阳痿是糖尿病的第一征象，即患者因阳痿而就诊，经检查才发现糖尿病，故应引起注意。

（二）老年

老年虽不是一种病理情况，但阳痿常随年龄增加而加重。除了性兴趣减少及性活动次数减少外，阳痿在老年人中发病较年轻人高得多。据统计，阳痿在 40 岁时发病率约 1.5%，至 70 岁时达 25%。随着年龄增高，血浆睾酮水平降低及血管阻塞性病变增多可能是原因之一。另外，需要产生反射性勃起的刺激是阴茎的触觉，老年人的触觉敏感性普遍降低，也会引起阳痿。

（三）神经病变

1. 多发性硬化 其特点为病程呈发作性，发作时可伴阳痿，所以很难正确诊断，并易在早期误诊为精神性阳痿。晚期患者几乎都有性功能改变，常同时有延迟射精、不射精，或难以达到性欲高潮及性欲减退。

2. 慢性酒精中毒 10% 慢性酒精中毒患者有多发性神经病变，可引起阳痿。

3. 腰椎间盘突出症 一般来说，腰椎间盘突出症及椎板切除手术并不经常发生阳痿。但有人认为，阳痿可发生于 $L_4 \sim L_5$ 的椎间盘突出症及骶神经根受损者。

（四）内科疾病

任何急性或慢性疾病都可影响性能力，但通过何种途径产生影响及影响的程度常不能预测。其机制可以直接作用于组织器官，也可以通过意识的影响产生阳痿。一般心肺疾病不会引起阳痿，除非病情严重，身体极度衰弱或心肌梗死后有恐惧心理才影响性欲及性功能。有的患者并不是疾病本身引起的，而是由于药物的影响。

慢性肾功能衰竭患者常发生阳痿，多是由于尿毒症的影响，出现睾丸萎缩及睾酮水平下降、神经系统功能紊乱、血清锌水平下降、伴发疾病和药物作用、精神压力和情绪低落所致。用透析及肾移植治疗可有所好转，但不能恢复至患病前水平。

（五）骨盆骨折及脊柱骨折

严重骨盆骨折可引起不可逆性性交能力丧失，有 33% ～ 80% 发生阳痿。尿道膜部损伤且完全断裂者，阳痿更多见。有时单纯耻骨分离也可引起阳痿，相反，极严重的骨盆骨折却对性交能力并无影响，其原因可能与有无阴茎海绵体的动脉栓塞及阴部神经或盆腔副交感神经的损伤有关。

脊柱损伤患者的性功能障碍随受伤后的时间、脊髓损伤的平面及其严重程度而不同。在脊髓圆锥近端的脊髓损伤的患者，从脊髓休克恢复后产生上运动神经元病变，损伤位于脊髓圆锥及马尾者，可引起下运动神经元病变。骶髓段（$S_3 \sim S_4$）及其反射在下运动神经元损伤中同时受损。T_{12} 及 L_1 脊柱的损伤并不属于这两种典型病变，而是一种上、下运动神经元病变组合的混合病变。所以，若患者为 T_{10} 或 T_{12} 病变，病变下脊髓段中的勃起中枢仍能起作用而产生反射性勃起，而精神性勃起则不能发生。若病变范围低于 T_{12}（不包括脊髓圆锥），仍可发生反射性勃起。若病变包括脊髓圆锥则反射性勃起不能发生，精神性勃起虽可发生，但只产生部分阴茎勃起而不能性交。损伤上限在 T_{12} 以下，下限在 S_2 以上则可发生混合性勃起（精神性勃起与反射性勃起的组合）。也就是说精神性勃起大多发于下运动神经元病变，反射性勃起则多发生于任何平面的完全性上运动神经元病变。国外有人收集了文献中 1000 例脊髓损伤患者的资料，发现 63.5% ～ 94% 的患者能勃起，23% ～ 33% 能性交，3% ～ 19.7% 有射精，2.8% ～ 14% 有性欲高潮，1% ～ 5% 能生育。

（六）手术后

前列腺手术后阳痿的发生率为 5% ～ 40%，性能力的降低或丧失常与年龄增大及患者术前情况有关。腹主动脉瘤切除及移植物重建手术，也可由于神经性（切断或牵扯）、血管性（粥样斑块脱落进入阴部内动脉或阻塞血管）及精神性影响而造成阳痿。其他如交感神经切除术、膀胱癌根治性切除术、直肠癌腹会阴联合切除术等，都会在术后发生阳痿。

（七）生殖器疾病

1. 先天性畸形　先天性阴茎弯曲、双阴茎、小阴茎、阴茎阴囊移位、膀胱后翻、尿道上下裂等可因畸形、弯曲、海绵体功能障碍而不能勃起，也可因心理影响而造成精神性阳痿。

2. 阴茎损伤　阴茎创伤性离断或癌症切除使阴茎缺失或部分缺失都会产生阳痿，故阴茎离断后应争取在早期吻合。小阴茎癌可用局部放疗以尽量保持性功能。勃起阴茎的钝性损伤有时愈合后会造成严重成角或勃起障碍。

3. 继发性阴茎畸形　纤维性海绵体炎的病变轻重不一，小的纤维斑块可不影响功能，较重的可引起疼痛和不同程度的阴茎弯曲或畸形而影响勃起。阴茎异常勃起不论用何种方法治疗，发生阳痿的仍占 50%。其原因在于长期勃起后海绵体内疤痕形成，也可继发于各种分流手术。

（八）血管性病变

1. 动脉供血不足　主要由于动脉粥样硬化所引起，大多发生于主 - 髂动脉或阴部内动脉，也可发生于阴茎背动脉或阴茎深动脉。其病变包括内膜增生、中层纤维化、钙化、管腔狭窄，因而引起血管栓塞性病变，常与年龄及糖尿病有关，动脉发育不全也可引起。根据动脉损害的程度可分为三类：

（1）严重：双侧动脉主干或远端双侧病变。

（2）中度：单侧主干及单侧远端病变，或单纯双侧远端病变。

（3）轻度：单侧病变。

2. 静脉引流障碍　常由于海绵体被静脉过度引流，如先天性或医源性阴茎海绵体与龟头之间的瘘管，白膜的静脉畸形。临床表现为不能维持正常已完成的勃起。

3. 动静脉瘘　多见于阴部内血管的动静脉瘘，使海绵窦不充盈。

（九）内分泌疾病

1. 下丘脑垂体异常　占阳痿病例的 7% ～ 19%。常见的异常为肿瘤，其他因素有周围病灶浸润或垂体血运障碍等。发生阳痿的原因为促性腺激素释放激素减少，导致 LH 或 FSH 降低，也可因多巴胺减少而催乳激素增加（多巴胺是抑制催乳激素的物质）。

2. 原发性性腺功能不全　约占阳痿病例的 7%。常见的有先天性和获得性两种。前者如 klinefelter 综合征及其他染色体缺陷病、先天性双侧无睾症；后者如流行性腮腺炎并发睾丸类、血管性疾患，或放疗、化疗等，都可由于血中游离睾酮降低，LH 及 FSH 增加而引起阳痿。

3. 皮质醇增多症　70% 可发生阳痿。病因多为双侧肾上腺皮质增生、腺瘤、腺癌或医源性引起皮质醇增多，因而抑制促性腺激素及睾丸间质细胞分泌睾酮造成阳痿。

4. 女性化肿瘤　可发生于肾上腺或睾丸间质细胞，使雌激素增多而引起阳痿。

5. 甲状腺功能减退　患者的睾酮及睾酮结合球蛋白降低，催乳素增高。

阳痿的发生与全身蛋白合成障碍导致睾丸间质细胞减少及曲细精管退行性病变有关。

6. 甲状腺功能亢进 甲亢患者 71% 有性欲减退，56% 有阳痿。但阳痿与甲亢的程度不一致。甲亢伴阳痿的患者，T_3、T_4、LH、总睾酮、睾酮结合球蛋白及 17-β 雌二醇增高，而 FSH 及游离睾酮正常，甲亢患者注射绒毛膜促性腺激素后，雄激素芳香化反应加快，雄烯二酮和睾酮分别转化为雌酮和雌二醇，故雌激素含量增高可能是阳痿的主要原因。

7. 肾上腺功能不足 这种病变引起阳痿的原因不太清楚，可能与消瘦、营养不良致垂体分泌 LH 及睾丸间质细胞分泌睾酮减少有关。

8. 高催乳素血病 催乳素增高的原因很多，如阻滞多巴胺受体或减少多巴胺储备的药物、雌激素过多、甲状腺功能减退、慢性肾功能衰竭及血液透析、垂体肿瘤等都可发生。诊断可根据血浆 PRL 值来决定。80% ～ 90%PRL 增高的患者有性欲减退及阳痿。大多数同时有睾酮下降，LH 也低。可能是由于 PRL 增高对下丘脑的抑制作用，因而减少 GnRH 的分泌，使垂体分泌 LH 减少。但有时睾酮也可正常，因此性功能障碍可能由于 PRL 直接作用于中枢神经系统，抑制 5-α 还原酶，使惰性睾酮变为活性强的双氢睾酮之故。

（十）药物影响

临床上许多常用药物往往对性功能可以产生很强的抑制作用，因此，在检查性功能障碍患者时，应重点了解有关药物的影响。但是，有些患者究竟是疾病的影响，还是药物的影响很难确定。而且药物的影响个体差异很大，不能一发现用过这类药物就把性功能障碍的原因全部归咎于该药，而应全面分析。药物对性功能的影响，一般通过以下机制起作用：

1. 影响自主神经系统的功能 许多对自主神经系统有明显影响的药物可产生阳痿及射精障碍。如作用于交感神经系统的抗高血压药甲基多巴、利血平、胍乙啶等都是肾上腺素能神经元阻滞剂，可干扰射精并引起阳痿。酚苄明、酚妥拉明可产生 α-肾上腺素能阻滞作用抑制射精。普萘洛尔是 β-肾上腺素能阻滞剂，虽然有些学者认为不会发生性问题，但也有引起阳痿的报道。

有阿托品样作用的药物可抑制乙酰胆碱，故也有副交感神经抑制作用。这类药物有导眠能、三环类抗抑郁药、吩噻嗪及一些抗帕金森病的药物。

2. 影响中枢神经功能 中枢抑制或镇静作用可导致性功能障碍。如利血平和甲基多巴有镇静抑制作用，可乐宁也可产生中枢抑制，但起主要作用的还是 α-肾上腺素能拮抗作用。肼苯哒嗪可通过未知中枢作用而引起性功能障碍。鸦片制剂除了抗雄性激素作用外，也有中枢抑制作用。安定药及镇静剂可抑制较高级中枢引起性功能障碍。

3. 影响内分泌功能 血清 PRL 增高是许多药物影响男性性功能的原因。鸦片类、甲基多巴、利血平、吩噻嗪、二甲麦角新碱、甲氰咪呱、甲氧氯普胺、三环类抗抑郁药及激素制剂（雌激素、黄体酮）均有此作用。其中有许多是由抗多巴胺性能造成 PRL 升高，吩噻嗪及甲氧氯普胺均阻滞多巴胺受体，利血平及甲基多巴通过多巴胺储备的降低而使血 PRL 升高。雌激素及黄体酮直接作用于垂体水平。

（十一）其他

1. 回肠或结肠造瘘术后 溃疡性结肠炎或克罗恩病在严重而病情不能控制的情况下，常进行全结肠切除和回肠造瘘手术。虽然手术后因长期慢性疼痛及体格消耗得到解决，情绪上会有所好转，但由于人工肛门的日常清洁及处理比较麻烦，而且参加社交活动或进行性生活均有诸多不便，因此，会给心理上带来一定影响，约 1/3 的患者可发生性功能障碍。直肠癌做腹会阴联合切除术及结肠造瘘术后，由于手术创伤的范围较大，对阴茎的血液供应、神经支配均有损伤的可能；患者对手术切除是否已彻底，手术后癌症会不会复发，自己的生命期限等有多种考虑；术后尚需进行放疗和化疗，这些都可进一步影响性功能。有的人因过多地考虑病情及人工肛门的问题，使性兴趣受到抑制，进而引起阳痿。故术后阳痿的发生率可达 50%～100%。

2. 放射治疗 通常认为体外照射或 ^{125}I 植入治疗前列腺癌可致阳痿，但实际发病率不高。

上面我们分别叙述了阳痿的精神性因素和器质性因素。为便于理解，下面将阳痿的精神性因素、器质性因素和对性功能有影响的药物列成简表。

表 2-1 阳痿的精神性因素

发育过程中所受的影响

父母的控制

与父母感情上的冲突

家庭对性问题的消极态度（常与宗教信仰有关）

儿童期性问题上的精神创伤

性身份确定中的困难

首次性交的创伤

同性恋

人与人之间关系不协调

孤独

对女方怀有敌意

对女方不信任

女方缺乏吸引力

性爱好或性观念（性活动的类型、时间、次数等）异常

性身份方面的矛盾

情感方面的因素

焦虑（尤其是对性生活的害怕和对阴茎大小的担心）

内疚感

抑郁

缺乏自信心

疑病症

狂躁症

害怕妊娠

害怕染上性病

认识方面的因素

性无知

轻信某些传说

强迫性活动

其他方面的因素

早泄

由于疲劳、心神不安、焦虑、急性病所致的暂时性勃起困难

医源性影响

性欲倒错

表 2-2　阳痿的器质性原因

解剖方面异常

先天畸形

阴囊水肿

睾丸纤维化

心肺疾病

心绞痛

冠脉功能不全

肺气肿

心肌梗死

肺功能不全

风湿热

内分泌系统异常

肢端肥大症

慢性肾上腺皮质功能减退

肾上腺肿瘤

阉人

嫌色细胞腺瘤

颅咽管瘤

糖尿病

类无睾症

产生女性化的睾丸间质细胞肌瘤

高催乳素血症

幼稚病

服用女性激素

黏液性水肿

甲状腺功能亢进

泌尿生殖系统异常

膀胱切除

会阴式前列腺切除术（多见）

阴茎海绵体硬结病

包茎

阴茎异常勃起

前列腺炎

经耻骨上和经尿道前列腺切除

尿道炎

血液病

霍奇金病

白血病

恶性贫血

传染病

象皮肿

生殖系统结核

淋病

流行性腮腺炎

神经系统病

萎缩性侧索硬化

大脑性瘫痪

脊髓瘤或脊髓横断

电休克治疗

多发性硬化

重症肌无力

营养缺乏

震颤性麻痹

周围神经疾病

脊柱裂

交感神经切除

脊髓痨

颞叶受损

血管疾病

动脉瘤

动脉炎

动脉硬化

主动脉分叉处血栓阻塞

其他方面因素

慢性肾功能衰竭

肝硬化

肥胖

中毒（铝、除草剂）

表 2-3 可影响性功能的药物

抗高血压药

胍乙啶

苄二甲胍

可乐宁

酚苄明

酚妥拉明

利血平

甲基多巴

普萘洛尔（心得安）

强心药

地高辛

冠心平

利尿药

双氢氯噻嗪

螺内酯（安体舒通）

呋塞米（速尿）

抗精神病药及镇静剂

利眠宁

安定

导眠能

碳酸锂

苯妥英钠

巴比妥

泰尔登

吩噻嗪

单胺氧化酶抑制剂

三环类抗抑郁药

氟哌啶醇

阿托品类

阿托品

盐酸双环胺

抗帕金森病药

安坦

苄托品

其他
甲氰咪呱
氯苯丁酯
吲哚美辛（消炎痛）
二甲麦角新碱
甲氧氯普胺（胃复安）
甲硝唑（灭滴灵）
抗组织胺
苯丙胺
醋酸环丙氯地孕酮
雌激素

第二节　阳痿的诊断

一、病史

病史是诊断中的重要环节。医生应对患者高度同情和关心，取得患者信任，使他能坦率地诉述各种问题。首先应了解阳痿的发生和进展情况，是什么时候开始，在什么情况下发生，是逐渐发生还是突然发生，是经常性还是阵发性；在什么情况下能勃起，是完全勃起还是部分勃起，勃起的坚度如何，能维持多少时间；有无异常感觉，如阴茎的麻木或疼痛；手淫时能否勃起，有无夜间勃起或清晨清醒前勃起。

病史中应了解阳痿发生的可能原因，如过去有无精神创伤史、外伤史、糖尿病或其他慢性疾病史如高血压、高脂血症、动脉粥样硬化等，有无手淫习惯及吸烟、酗酒等嗜好，是否进行过前列腺摘除术、绝育手术或其他手术，有无慢性前列腺炎或精囊炎史，有无可影响性功能的药物史。

婚姻史应了解结婚的时间、与配偶的感情、生育情况。若曾离婚或丧偶，应了解过去婚姻的性生活情况。

病史中还应了解其他性功能的情况，如性欲、射精功能等改变与阳痿的关系。

二、体格检查

体格检查不仅有助于决定病因，也可以发现其他同时存在的疾病。体检时应注意患者的全身表现、血压、营养及健康状况、第二性征发育情况及有无男性乳房发育和乳头分泌。仔细检查腹部有无手术疤痕、肿块、搏动及杂音，有无腹股沟疝。

重点应检查生殖器，包括有无睾丸、睾丸的大小及质地；阴囊及阴囊内异常；阴茎有无畸形、包茎、龟头炎、包皮炎，是否做过包皮手术；观察尿道外口的位置；仔细触摸阴茎干有无纤维性斑块（方法是将拇指放于阴茎背部中线两侧，其他手指沿腹侧尿道稍加压力，检查痿软状态下阴茎海绵体的坚实度，若有硬结，提示有海绵体内纤维化的可能）。

直肠指检应注意肛门括约肌的张力，以了解球海绵体反射是否正常。患者括约肌张力正常，表示球海绵体反射基本完整；若无球海绵体反射，则括约肌张力将降低。尚应注意会阴部鞍区的感觉，并仔细检查前列腺的大小、质地及结节，以了解有无前列腺良性肥大、癌肿或炎症。

下肢检查应注意排除任何明显的神经异常，如感觉丧失、运动障碍、异常深腱反射或异常 Babinski 反射。并注意下肢脉搏能否扪及。

三、实验室检查

除做全血细胞计数、尿常规、前列腺液涂片、肝肾功能、血电解质、血脂、甲状腺功能以外，还应测定血清 FSH、LH、PRL 及 T。

阳痿患者至少应做 1 次血清睾酮测定，若在正常范围内则不需进一步检查其他激素。若第 1 次睾酮水平测定较低，最好再重复做 1 次，并同时做 FSH、LH、PRL。若第 2 次睾酮水平仍低，则患者可能有性腺功能低下，则应进一步决定性腺功能低下是原发性睾丸异常还是继发于脑垂体病变。若血清 FSH 及 LH 正常或增高，则性腺功能低下是原发于睾丸。体检时应注意有无睾丸或睾丸萎缩，以及有无睾丸的坚实度降低。性腺功能低下继发于脑垂体疾病者，睾丸大小可正常或稍小，这与脑垂体疾病的时间长短有关。血清 PRL 增高也表示脑垂体有问题，常伴有性腺功能低下、阳痿及男性乳房发育，这些患者的血清睾酮并不降低。

糖尿病是阳痿的常见原因。患者已知是糖尿病的，并不一定要做进一步检查，但有许多患者原来并不知道有糖尿病，而且这些患者空腹血糖正常，故单纯做空腹血糖试验有时是不够的，应进一步做糖耐量试验。

四、神经系统检查

患者逐渐丧失勃起能力，或不能保持勃起，并进展到任何情况下都不能勃起（包括夜间或清晨勃起），应考虑有自主神经病变，可用球海绵体肌反射潜伏时间来测定。刺激阴茎头后可引起球海绵体肌、坐骨海绵体肌、尿道周围随意肌、会阴浅横肌、膀胱逼尿肌及肛门括约肌等肌群的同时收缩，称为球海绵体反射。反射的中枢位于脊髓骶段（$S_2 \sim S_4$）。当刺激电流加于龟头引起球海绵体肌反射，球海绵体肌中的针头电极可测得并记录到反射的幅度及波型。从施加刺激到反应出现之间的时间，称为潜伏时间。正常人的潜伏时间为 35 毫秒（范围 28 ～ 42 毫秒）。有糖尿病性阳痿者潜伏时间可延长至 46 毫秒。如病情进展，潜伏期将进行性延长，直至反应消失。

因自主神经病变可同时影响勃起和排尿功能，所以，做膀胱测压、膀胱容量和残余尿测定，也是对勃起功能的一个间接检查。

五、夜间勃起

阴茎夜间勃起是自主神经功能的一个组成部分，常发生于睡眠的快波睡眠（REM）期。但每次勃起的开始和结束并不完全和 REM 期符合。有时夜间勃起也发生于非 REM 期，但多见于老年。通常，夜间勃起发生很突然，并很快达到最大硬度。勃起消退也快，约在 5 分钟内完全消退，所以，有些男子在晨间清醒时并不知道有过勃起。大多数夜间勃起并不是性爱所引起的，如在睡眠中勃起时清醒，仅少数人有性活动的梦。即使最近有性的满足或膀胱充盈，也不影响勃起的次数和程度。各种年龄的正常男子都可发生夜间勃起，但勃起的时间和次数随年龄而不同。青春期男孩每晚平均勃起6次以上，每次20～30分钟，总时间达2.5小时以上。年轻成人每72～100分钟可发生1次，平均每晚约4次。此后，勃起总时间逐渐缩短，在65岁的健康男子，每晚仍有1.5小时的勃起时间。即使用药物也很难抑制勃起。

夜间勃起是潜意识的阴茎活动的客观表现，也是清醒状态下勃起能力的可靠生物学标志。监测睡眠中的勃起可排除心理因素的干扰，作为鉴别精神性阳痿与器质性阳痿的方法之一。若无夜间勃起，或勃起程度在同年龄组正常值之下，即可能有器质性病变。若夜间勃起正常则以精神性阳痿的可能性为大。

夜间勃起最好有监护装置进行监测才比较准确可靠。理想的监护装置应具备下列条件：①监护装置应在一系列勃起时或在翻身活动时不移位；②必须不影响勃起；③不诱发或抑制勃起；④能持续记录信息，不干扰被测者；⑤简单、易用、轻便、可靠。现在临床上常用的方法有以下几种：

（一）邮票试验

用4张联孔邮票环绕阴茎体部，将其重叠部分粘住使形成一环后入眠。清晨检查邮票是否联孔处撕裂，如果是沿重叠部分脱粘则无意义。此法方便、简单，缺点是不能估计勃起程度及次数。而且有一部分人确有夜间勃起，但未能在联孔处撕裂，经改用薄型纸条法后证实有勃起。方法是用一薄型纸条，与纸条长轴垂直刺2排小孔，按上法重叠粘住。清晨若有撕裂，表示曾有勃起。

（二）周径测量尺

用带状软尺，一端连接一方形搭扣。睡前用胶布把带尺固定于阴茎，带尺围绕阴茎一端从搭扣中穿出，使能任意活动。根据刻度读出基数，次晨再取得另一读数，即代表夜间勃起时周径的增加量。正常人增值范围为1.5～4.1厘米，均值为2.65厘米±0.83厘米。若阳痿患者增值大于1.5厘米为精神性阳痿，小于1.5厘米则可能是器质性阳痿。

由于个体差异，单纯用周径绝对增长值作为标准是不太确切的，最好能做自身前后对照。即用人工勃起法求得最大周径作为基值，对照测定时所得的周径值，若指数大于80%则为阳性，表示勃起机制完整，可能为精神性阳痿。若小于80%则可能为器质性阳痿。但人工勃起法系创伤性诊断，不宜普遍采用。

（三）体积描记器

上述二法只能粗略地估测是否有夜间勃起或勃起后周径的增加量。因为周径的改变与总阴茎的大小及硬度不呈线性比例，开始勃起时阴茎周径与阴茎血流增加的容量呈比例，但当阴茎充分勃起后血液只增加其充盈而不增加其周径，故以测量其容积较为准确。现用的体积描记器是通过测阴茎大小的变化来反映勃起程度、勃起次数和勃起持续时间。方法是用两根灌注汞的管子，其内径为0.004厘米，外径为0.1厘米，一根均匀地绕置于阴茎头后部，另一根绕于阴茎体根部，再用电极连接。阴茎在勃起后二者间的周径差别和勃起持续时间可以经体积描记器放大后表现出来或记录在记录纸上。以后改进为单用一根充满汞的弹性毛细管应变仪，环绕阴茎固定，在阴茎周径增大时管内汞柱被延长而变狭，使电阻增加，其增加量与延伸量成比例。另一种使用镓—铟合金的管道应变仪，价格虽较贵，但不会氧化，使用寿命长。通常连续测定三夜，可获得较完整的记录（图2-1）。

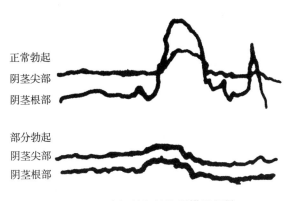

正常勃起
阴茎尖部
阴茎根部

部分勃起
阴茎尖部
阴茎根部

图2-1 夜间勃起的体积描记记录

六、血管检查

（一）阴茎收缩血压

阴茎海绵体动脉的压力及血流决定海绵体的充盈及勃起程度。在勃起状态下，两海绵体之间有广泛交流及压力平衡，但在痿软状态下，两侧海绵体动脉分别反映各侧的血流动力学。测定的方法是，将3厘米宽的气囊带围绕阴茎根部，充气至大于患者肱动脉收缩压，用9.5兆赫多普勒听诊器放于气囊带远侧阴茎背外侧部，使与阴茎中心成角。气囊带逐渐放气至听到开始出现声音，记录阴茎深动脉的收缩压。再测对侧血压。若二者相似取其平均值，若有明显不同则分别记录。通常阴茎血压低于或略低于肱动脉收缩压，其差值大致为2.67千帕。

一般用阴茎收缩压与肱动脉收缩压之比来评价，正常比值应在0.75以上，如指数小于0.6表明有血管供血不全，介于0.6～0.75者表示可能供血不全。另外，也可用阴茎收缩压与平均动脉压之比来评价，其比值应在1.0以上。平均动脉压则按舒张压加1/3脉压差（收缩压与舒张压之差）来计算。若所得值低于1.0提示为血管性阳痿。

（二）阴茎脉搏容量记录

随着心脏的每次搏动，痿软阴茎就有一次扩张，这种扩张可用脉搏容量记录仪来记录。方法是用3厘米宽的气囊带绕置阴茎根部，气囊带压力定于6.67千帕，接上脉搏容量记录仪。取得几次脉搏容量记录后，气囊压力加至8.00千帕再做记录。以后每增加1.33千帕记录1次，直至压力升至患者的平均动脉压。通常最佳脉搏容量记录是恰好在平均动脉压或稍低于平均动脉压时。若气囊压力超过平均动脉压，脉搏容量将减少。

脉搏容量记录的大小可通过直接测定其高度来决定，再根据波坡、波峰、曲线下区域来了解有无血管病变。性功能正常的人，脉搏容量记录的波形快速上升，波峰相对较高，下坡呈双凹型，曲线下区域较大。而血管性阳痿的患者，波型上升缓慢，峰值低，无双重切迹，曲线下区域也小（图2-2）。

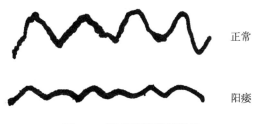

正常

阳痿

图 2-2　阴茎脉搏容量记录

上述二法在应用中，阳痿收缩压多用于筛选，因其较准确有效，但脉搏容量记录对阴茎血流重建的患者作为术前基础值则更有价值。

（三）盆腔窃血试验

在主–髂动脉阻塞的患者，由于血流减少，所以在尾部及股部肌肉活动而需要血流增多的情况下，只能从阴部血管中将血窃至大的侧支通道而引入肌肉动脉。因此，在性活动开始时阴茎勃起尚正常或接近正常，但在性交时应用了臀部及股部肌肉，就使阴茎血液被转移而硬度消退，同时可发生痉挛性疼痛。

试验方法为先在腿部活动前测定阴茎动脉压，求得阴茎及肱动脉压指数（PBI）。然后在立位或仰卧位要求患者用膝关节及髋关节对抗地板或墙做屈伸动作，持续不超过 3 分钟，直至患者感到肢体疼痛或极度疲劳为止。运动后再测 PBI，若 PBI 降低 0.1 以上，表示运动后阴茎动脉血流明显减少，即有盆腔窃血综合征。

（四）阴茎血液流入量测定

局麻后穿刺远端海绵体，输注肝素化生理盐水使阴茎被动勃起，最好是使用输液泵使能精确地测定流入量，仔细测量能使阴茎勃起所需的流入量（OOE）及维持勃起所需的流入量（OME），然后测量阴茎胀大及完全勃起时的阴茎周径。正常人平均 OOE 为 136 毫升 ±24.5 毫升，平均 OME 为 66 毫升 ±10.6 毫升。由此可了解静脉流出道的情况，若流入量增高表示流出道静脉关闭不全，流入量减少表示流出道受阻。

（五）罂粟碱试验

将 80 毫克罂粟碱注入阴茎海绵体内，由于血管扩张动脉流入量增加，海绵体内压力即上升而勃起。在注射后 2 ～ 15 分钟作用最著，勃起可持续 100 ～ 120 分钟。若有血管性阳痿，术后数天内勃起明显改善，非器质性阳痿则无变化。如能在注射后用超声实时机械扇形双维扫描测定动脉功能状态，可更正确地测定血管内径的变化，并算出平均流率，有助于鉴别动脉性和非动脉性阳痿。

（六）阴茎海绵体造影

导管从龟头边缘插入海绵体，用 20% ～ 50% 造影剂使阴茎不完全勃起，在 15 秒钟内每秒钟摄片 1 张，以后每 15、30、45、60、120 分钟各摄 1 张并做比较。

正常情况下，注射造影剂后两侧阴茎海绵体均显影，阴茎的大小可稍有增加。因通常不注入尿道海绵体，所以龟头不显示。阴茎背静脉虽能显示，但由于有瓣膜，故显影不均匀，形似狭窄。在后来几张摄片中可见静脉引流情况。有时注射后产生勃起，X 线片就不能显示盆腔引流。当阴茎海绵体被破坏时，海绵体就不能均匀充盈。故在纤维性海绵体炎患者部分勃起组织可不显影，而两侧不对称。在阴茎异常勃起手术后，充盈也不良且不均匀。所以通过显影情况可以识别有无先天性或获得性阴茎异常勃起和纤维性海绵体炎等病变。

正常人造影剂完全排空时间为 90 分钟，通过造影剂排空时间，可以观察静脉引流情况。阳痿患者完全排空时间为 75 分钟，表明海绵体漏溢较快是影响勃起的原因。

（七）盆腔血管同位素扫描

将 37×10^2 贝可 ^{99} 锝静脉注入，注后 2 秒钟起做盆腔血管的 r 照相，一直追踪至 60 秒。然后根据扫描图上盆腔血管和阴茎海绵体的同位素显示情况进行分析，有病变者显示不良。本法较客观，且无损伤，可作为阴茎血管重建手术前后的自身对照检查。

（八）阴部内动脉造影

动脉造影适于已经其他检查排除精神性阳痿的可能，诊断为血管性阳痿，准备进行血管手术治疗者。一般对可疑主动脉或髂动脉狭窄者应做腹主动脉造影。用直接穿刺法或逆行导管法，除了显示主动脉及髂－股动脉病变外，尚可诊断髂内动脉的阻塞或狭窄，但不能观察阴部内动脉及其分支。

选择性髂内动脉造影是在无明显主动脉及股动脉疾病时，检查阴部内动脉及其分支的最佳方法。全麻后导尿，排空膀胱，体位为25°前斜位（右侧为右前斜位，左侧为左前斜位），使动脉影像不受掩盖，阴茎置于对侧腹股沟部。动脉导管通过股动脉引入，通常1次穿刺可放置两侧髂内动脉插管。做对侧插管时可在导引丝上经过主动脉分叉插入；做同侧时使导管在主动脉末端屈曲，缓慢抽出，直至进入髂内动脉。不需做阴部内动脉选择性插管，因可能存在副动脉，且侧支循环可来自髂内动脉的其他分支。造影剂必须直接注入髂内动脉，若注入腹主动脉下段或髂总动脉，常使造影剂不能完全进入髂内动脉，致不能观察阴部内动脉系。用含碘370克/升的造影剂50毫升，以不超过3毫升/秒的流率注入。30秒钟内每2秒摄片1张，休息10小时后离院。若股动脉不能进入可通过腋动脉插管

1. 正常放射学解剖 阴部内动脉起自髂内动脉，向外下离开盆腔进入臀部，在该处绕过坐骨棘进入坐骨直肠窝，在闭孔内肌的内侧面行进于阴部管中，再向下内穿过泌尿生殖分隔为终末支。阴茎的分支有：球动脉来自会阴浅动脉的起点，宽约1毫米，很短，并稍向下凹，供应球部，常首先显影。尿道动脉位置较前，偶尔才显影，流经尿道海绵体，有时达龟头。阴茎海绵体动脉或称阴茎深动脉，是阴部内动脉二根终末支之一，极细（约0.5毫米），向前流经阴茎海绵体，远道1/2很少显影，常可由齿状分支来识别。阴茎背动脉较大（0.5～0.8毫米），在阴茎海绵体之上，在经海绵窦后结束于龟头内，分为许多支，常与对侧动脉形成端端吻合。

2. 病理改变 动脉造影可显示两种病变，一种是主－髂动脉疾病，一种是单纯阴部内动脉疾病。主－髂动脉疾病常在主动脉造影时显示，最典型的病变是主动脉下端阻塞，产生Leriche综合征。髂总动脉完全阻塞可出现窃血综合征，髂内动脉的狭窄常见于其起端，若单纯狭窄而无远、近端或对侧

病变，则不一定会造成阳痿。阴部内动脉及其分支的病变可从不同程度的狭窄直至阻塞，可局限也可广泛。局限阻塞后可通过侧支循环使远端显影。动脉造影片上，若阴茎动脉不显影则可能是栓塞，也可能是解剖异常，需做对侧动脉造影才能鉴别。

动脉病变常有两种间接体征：

（1）注射的流率：造影剂在阴部内动脉中流动与会阴浅动脉相比，若延迟2厘米以上，则强烈提示动脉的会阴部分有明显狭窄，而形态仍可以正常。

（2）球部或阴茎海绵体不显影或充盈不良，也是动脉循环障碍的间接体征。故解释造影片时，不应仅看动脉表现，也应考虑血流动力学因素和勃起组织显影的程度。

3. 阴部内动脉阻塞的原因

（1）损伤性病变：如会阴深部损伤、骨盆骨折、盆腔手术等。

（2）阻塞性病变：如粥样斑块（背动脉突然狭窄）、栓塞性动脉炎（完全阻塞）、糖尿病性动脉炎等。

（3）发育不良：如无海绵体动脉等。

总之，动脉造影对明确狭窄或阻塞的性质、部位及范围均有一定意义，是血管性阳痿尤其是需要进行血管手术前的一种重要诊断方法，但由于是创伤性检查，操作及读片均需一定技巧和熟练程度，故不宜普遍采用。

七、心理学诊断

对阳痿而言，心理学诊断应是常规程序，其目的在于：①对阳痿时间已长而病因尚未确定者，确定究竟是精神性还是器质性；②找出非手术治疗可能有效的患者；③评价手术治疗的动机，估计手术治疗对患者可能带来的影响；④为性治疗进行准备。

明尼苏达多面性人格调查（MMPI）是曾被广泛采用的心理学诊断法。这是Hathaway和Mckinley为了调查美国个人适应和社会适应而编制的调查表。它所涉及的内容很广，但近年有人认为MMPI对鉴别精神性和器质性阳痿并无帮助。所以，必要时仍以请心理学医师会诊为妥。

八、精神性阳痿与器质性阳痿的鉴别

精神性阳痿常与某一次精神创伤有关。所以，常以突然发生为特点；而器质性阳痿常是逐渐发生的，而且逐渐加重。但手术、外伤或服药引起的阳痿，也可突然发病。

精神性阳痿常在某些情况下能勃起而在另一种情况下不能勃起，如在手淫或色情联想时会勃起，而在想要性交时又不能勃起；有的在刚接触女方身体时能坚硬地勃起，但在企图插入阴道时又立即萎缩。器质性阳痿则无论什么情况都不会勃起。

精神性阳痿在夜间睡眠中或初醒时常有勃起，而器质性阳痿则没有。

两者的鉴别对指导治疗和估计预后有重要意义。除了上述根据患者自己的体会鉴别外，还应结合客观检查明确其确切病因才更为可靠。

第三节　中医对阳痿的认识

一、源流概说

阳痿一病，早在两千多年前的医学专著《黄帝内经》中就有记载。《灵枢·邪气脏腑病形》称为"阴痿"，《灵枢·经筋》称为"阴器不用"，而《素问·痿论》则称为"宗筋弛纵"。《黄帝内经》还对其病因病机进行了论述。《素问·阴阳应象大论》说："年六十，阴痿，气大衰，九窍不利。"《素问·上古天真论》说："丈夫八岁，肾气实，齿更发长，二八肾气盛，天癸至……七八，肝气衰，筋不能动，天癸竭，精少，肾脏衰，形体皆极。"认为本病与肝肾之气和天癸的衰竭有关。《灵枢·经筋》说："足厥阴之筋……其病……阴器不用，伤于内则不起，伤于寒则阴缩入，伤于热则纵挺不收。"《素问·痿论》说："思想无穷，所愿不得，意淫于外，入房太甚，宗筋弛纵，发为筋痿……筋痿者，生于肝使内也。"又认为本病与肝的关系密切，其中有伤于寒、伤于热、伤于房室之不同。《素问·五常政大论》说："太阴司天，湿气下临，肾气上从……胸中不利，阴痿气大衰而不起不用。"还认为本病与湿热下注有关。可见，《内经》对本病的认识主要有以下几点：一是从部位论病名；二是认为病位主要在肝肾；三是认为病因有寒、热、湿热和房劳之别。

大约和《内经》同一时代的医书，长沙马王堆汉墓出土的竹简《养生方》中曾记载："怒而不大者肤（肌）不至也，大而不坚者筋不至也，坚而不热者气不至也。"该书认为，阴茎虽充血发红但不够大的阳痿，是因为肌（脾）气不至的缘故；阴茎虽大而不坚硬者，是筋（肝）气不至的缘故；阴茎虽坚大但不温热者是神（心）气不至所致。这是对阳痿分类的最早记载。

隋唐时期的医家多从劳伤、肾虚立论。《诸病源候论·虚劳阴痿候》说："劳伤于肾，肾虚不能荣于阴器，故萎弱也。"《外台秘要·虚劳阴痿候》说："病源肾开窍于阴，若劳伤于肾，肾虚不能荣于阴气，故痿弱也"；"五劳七伤阴痿，十年阳不起，皆繇（音义皆通'由'）少小房多损阳。"上二书皆将其列入虚劳范畴，认为是由于劳伤于肾所致。

宋代严用和在《济生方·虚损》中说："五劳七伤，真阳衰惫……阳事不举。"将本病责之于肾阳衰惫。

明代对阳痿的认识渐趋深刻。王伦的《明医杂著·卷三》说："男子阴痿不起，古方多云命门火衰，精气虚冷，固有之矣。然也有郁火甚而致痿者。"这一郁火致痿的认识与《内经》"热则筋弛纵不收"的理论相似。

明代医学家张景岳在《景岳全书》中首次以阳痿命名，且对其病因病机及治疗做了全面而精辟的论述。其论病因谓"男子阳痿不起，多由命门火衰，精气清冷；或以七情劳倦，损伤生阳之气……亦有因湿热炽盛，以致宗筋弛纵而为痿弱者。"还指出："凡思虑焦劳忧郁太过者，多致阳痿"，"凡惊恐不释者，亦致阳痿……阳旺之时，忽有惊恐，则阳道立痿。"从上可见，张氏认为阳痿的成因有命火衰微、湿热炽盛、忧郁太过和大惊卒恐四方面。论阳痿的治疗时指出："命门火衰，精气虚寒而阳痿者，宜右归丸、赞育丹、石刻安肾丸之类主之；若火不甚衰，而止因血气薄弱者，宜左归丸、斑龙丸、全鹿丸之类主之"；"凡思虑惊恐，以致脾肾亏损而阳道痿者，必须培养心脾……宜七福饮、归脾汤之类主之……其有忧思恐惧太过者,每多损抑阳气,若不益火,终无生意,宜七福饮加桂附枸杞之类主之";"凡肝肾湿热以致宗筋弛纵者,亦为阳痿,治宜清火以坚肾,然必有火证火脉内外相符者方是其证,宜滋阴八味丸或丹溪大补阴丸、虎潜丸之类主之。"提出了温补命门、滋养肾阴、补益心脾、滋肾清肝等治法。

清代医家对阳痿的研究各有补充。沈金鳌在《杂病源流犀烛·前阴后阴源流》中指出:"又有精出非法,或就忍房事,有伤宗筋……又有失志之人,抑郁伤肝,肝木不能疏达,亦致阴痿不起。"林珮琴在《类证治裁·阳痿》中提出了"先天精弱者"也可致阳痿的观点。叶天士对本病的认识更趋深刻,华岫云在《临证指南医案·阳痿》的按语中说:"有色欲伤及肝肾而致者,先生立法,非峻补真阴不可,盖因阳气既伤,真阴必损,若纯乎刚热燥涩之补,必有偏胜之害。每兼血肉温润之品缓调之;亦有因恐惧而得者,盖恐则伤肾,恐则气下,治宜固肾,稍佐升阳;有因思虑烦劳而成者,则心脾肾兼治;有郁损生阳者,必从胆治,盖经云凡十一脏取决于胆,又云少阳为枢,若得胆气舒展,何郁之有;更有湿热为患者,宗筋必弛纵而不坚举,治用苦味坚阴,淡渗去湿,湿去热清而病退矣;又有阳明虚,则宗筋纵,盖胃为水谷之海,纳食不旺,精气必虚,况男子外肾,其名为势,若谷气不充,欲求其势之雄壮举举,不亦难乎,治惟有通补阳明而矣。"至此,对于阳痿的认识已臻完善。

二、病因病机

阳痿的病因病机非常复杂。以前认为,本病以虚证居多,特别是以肾阳虚居多,如张景岳曾谓"火衰者十居七八",但近年来发现,实证阳痿绝非十之一二,我们临床所见,实证阳痿恒多,且五脏皆可致阳痿。现就其常见病因病机进行归纳。

(一)热伤肺津

肺主一身之气,主宣发肃降,朝会百脉。在正常情况下脾将水谷之精微上归于肺,肺将气津输布全身,以濡养四肢百骸。宗筋得其充养而能作强。

若邪热犯肺，或病后邪热未清，肺金受邪热熏灼，则津液受损，清肃失令，津气无以四布，宗筋失养而成阳痿。《症因脉治》说："燥热痿软之因，或赫曦之年，燥大行令，或秋燥之时，燥气灼人，阴血不能养宗筋，则痿软之症作矣。"本型阳痿可以单独出现，亦可与四肢痿软相并出现。

（二）肝血不足

肝主藏血，又主筋，为罢极之本，且其经脉绕阴器，所以，性功能正常与否与肝脏及其经脉关系密切。《素问·五脏生成》说："故人卧血归于肝，肝受血而能视，足受血而能步，掌受血而能握，指受血而能摄。"宗筋受血而能作强。若肝血不足，则阴茎失养，作强无能而成阳痿。

（三）肝气不足

肝为刚脏，体阴而用阳。肝之功能正常，不仅需要阴血滋养，而且更需阳气温煦。若肝气虚衰，升发和疏泄功能不及，宗筋失于温煦，阴茎寒冷，软弱无力而致阳痿。《蒲辅周医疗经验集》曾指出："肝阳虚则筋无力，喜暖，善惊惕，囊冷，阴湿，饥不欲食。"《素问·上古天真论》亦说："丈夫……七八肝气衰，筋不能动。"皆指肝之阳气虚弱而致筋软无力而言。

（四）肝气郁结

肝主疏泄，性喜条达。若郁怒伤肝，情志不遂，或"思想无穷，所愿不得"（《素问·痿论》），则肝气郁结，肝失条达，宗筋失用，即可引起肝气郁结之阳痿。即《灵枢·经筋》谓"足厥阴之筋……上循阴股，结于阴器，其病……阴器不用，伤于内则不起"之意。

（五）肝胆湿热

过食肥甘，酿生湿热，或感受湿热之邪，内阻中焦，郁蒸肝胆，伤及宗筋，致宗筋弛纵不收，而引起阳痿，亦即《灵枢·经筋》所说"热则筋弛纵不收，阴痿不用"。

（六）寒滞肝脉

多因冒雨涉水，久居湿地，致寒湿内浸，阻滞肝脉，阳痿不用。

（七）肾阴虚损

素体肾阴不足，或因手淫过度、房劳太甚、遗精过久、思虑太过，或久服壮阳之品，损伤阴液，精血亏竭，阴器失养而萎弱不用。如《诸病源候论》所说："若劳伤于肾，肾虚不能荣于阴器，故痿弱也。"

（八）肾阳虚衰

肾主藏精，主生长发育，主生殖。肾出伎巧，为作强之官，且其筋脉过阴部。所以，中医认为性功能主要由肾所主。若先天肾气虚弱，或因房室不节，恣情纵欲，肾精亏虚，精不化气，则命门火衰，精气虚冷，阳事不振，而渐成阳痿。正如《济生方·虚损》所说："五劳七伤，真阳衰惫……阳事不举。"本证常由阴损及阳所致。

（九）阴阳两虚

由于肾虚所致之阳痿，无论是阴虚，还是阳虚，若人病失治，或久治不愈，可因阴损及阳或阳损及阴而成阴阳两虚，由于阴阳互根使然。其机理既有阳虚不得温煦，又有阴虚不得濡润，而致阳痿不振。

（十）劳伤心脾

心主血藏神，为君主之官，主宰人类的精神、意识、思维活动，即《内经》所谓："所以任物者谓之心。"中医学认为，人之欲念根源于肾，但是萌发于心。脾为后天之本，气血生化之源。脾胃所摄取的水谷精微，一可补充先天之肾精，二可化生气血以充养宗筋。若思虑过度，劳伤心脾，则可致心无欲念，气血亏虚，宗筋失养而阳痿。《景岳全书》说："盖阳明总宗筋之会……若以忧思太过，抑损心脾，则病及阳明冲脉，而水谷气血之海必有所亏，气血亏，而阳道斯不振矣。"

（十一）恐伤心肾

遭遇不测，或乍视恶物，或房事之中卒受惊恐，恐则伤肾，恐则气下，肾不作强而成阳痿。张景岳所谓："阳旺之时，忽有惊恐，则阳道立痿，亦其验也。"

（十二）痰阻宗筋

肥胖之人，痰湿过盛，或脾胃虚弱，运化不健，痰湿内盛。若痰湿下注，阻于宗筋，亦可致阳痿。

（十三）瘀血内阻

或因外伤，或因手术损伤，或因房事时忍精延欢，或因久病不愈，致瘀血内停，阻于宗筋，而致阳痿不起。

第四节　阳痿的预防

阳痿的预防主要应针对引起阳痿的原因而进行，有以下方面值得注意：

一、进行正确的性教育

阳痿的病因以心理因素最为常见。而心理障碍又主要是由于性知识缺乏，性观念错误所致。所以，进行正确的性教育，掌握必要的性知识，树立正确的性观念，避免性事焦虑，是预防阳痿最有效的途径之一。老年性阳痿除与衰老有关外，心理因素、社会观念的影响是不容忽视的问题。曾有调查表明，人类的性能力可以持续到 80 岁以后。但是，许多人由于社会的偏见，认为老年人还有性要求和性活动是不正经，因此造成失用性萎缩。所以，在社会范围内普及性知识，建立新的性道德观念是非常必要的措施。

二、避免使用对性功能有损害的药物

药物对性功能的影响已经引起了广泛重视。特别是临床医生应加强学习有关知识，尽量避免使用损害性功能的药物，防患于未然。

三、戒除烟酒等嗜好

吸烟对性功能的影响尚无确认的研究资料。但是，中医认为，吸烟可以产生湿热痰浊，阻碍气血运行，故吸烟常可成为阳痿的病因。

酒精对整个神经系统都有抑制作用，对性中枢的抑制也是毫无例外的。还有人发现酒精可降低健康年轻男性血中睾酮和黄体酮的水平。当然，少量饮酒可消除紧张情绪，对性事焦虑所致的阳痿可能有帮助。

此外，一些毒品如大麻、海洛因等对性功能的抑制作用是很明显的，已被证实。西方国家因吸毒而致的阳痿较多。这方面的原因应引起重视。

四、积极治疗原发病

许多疾病可以成为阳痿的病因，如糖尿病等。所以，积极治疗原发病是预防阳痿的措施之一，不可忽视。

下篇

各论

第三章　中医辨证治疗

辨证治疗又叫辨证施治，是中医治疗学基本的、核心的内容。所谓辨证治疗就是根据不同的证候进行治疗。阳痿的辨证治疗，就是根据中医的理论，按照临床表现将阳痿分成不同的证候类型，拟定相应的治法，选用不同的方药进行治疗。

一、热伤肺津

（一）临床表现

阳痿不举，呛咳少痰，咽喉不利，形体消瘦，皮肤枯燥，心烦口渴，小便短赤热痛，或伴见两足痿软不用，舌红苔黄，脉细数。

本证临床以阳痿并见热伤肺津的表现为其特征，主要病位在肺。

（二）治疗方药

清肺生津，润养宗筋。方用沙参麦冬汤加味。药以沙参、麦冬、玉竹、甘草、桑叶、花粉、扁豆、白芍、牛膝、蜈蚣为基本方。

若日久见面白少气，呼吸气短，为肺之气阴两虚，可于上方加黄芪、太子参、五味子等药；若见食欲减退，口燥咽干较为显著者，为胃阴亦虚，可加山药、薏苡仁、莲子肉等。

（三）病案举例

高某，男，36岁，已婚，1988年7月4日初诊。不久前患大叶性肺炎，经西医消炎处理治疗痊愈。后发现房事时阳痿不举，曾服过壮阳补肾的中成药和汤药，无效。就诊时见形状消瘦，时见咳嗽，但无痰，口干欲饮，咽喉不利，心烦眠差，舌红，苔薄黄而干，脉细数。证属热伤肺津，清肃失令，宗筋失养之阳痿。宜以清肺养阴生津为治，方用沙参麦冬汤加减。沙参15克，麦冬10克，玉竹10克，花粉30克，桔梗10克，百合10克，合欢皮10克，炒枣仁10克，白芍15克，牛膝15克，蜈蚣2条，7剂。服上方后，干咳口渴等肺津不足之症明显减轻，阴茎时有勃动，上方加生地15克，枸杞子10克，山萸10克以双补肺肾。暂禁房事，共服药30多剂而愈。

二、肝气郁结

（一）临床表现

阳痿，精神抑郁，胸胁胀满，急躁易怒，善太息，舌红，苔薄黄，脉弦。

本证临床以阳痿并见肝气郁结的症状为特点，病位在肝。

（二）治疗方药

疏肝解郁，通络振痿，方用四逆散加味。药以柴胡、白芍、枳壳、甘草、蜈蚣为基本方。

若肝郁化热而见口苦目赤、舌红尿黄等症，可加丹皮、栀子以清肝热；若兼见面色无华，爪甲不荣，肢体麻木等肝血不足表现，可于上方加当归、鸡血藤、熟地等，亦可用逍遥散加减治疗。

（三）病案举例

王某，男，41岁。阳痿数年，急躁易怒，心烦不安，曾多方求治，屡服补肾壮阳之剂无效，脉象弦滑，苔薄黄腻，属肝气郁滞宗筋，脉络不通，兼有化热之象。治以疏肝通络，兼清阴火。与四逆散加味。柴胡6克，白芍15克，枳壳10克，生甘草6克，黄柏6克，知母6克，蜈蚣2条，砂仁3克，进药8剂，情绪大有好转，阳事稍兴，有求欲感，索方再治，原方8

剂，得以巩固。［王琦. 论阳痿从肝治. 天津中医，1985（5）：15.］

三、肝血不足

（一）临床表现

阳痿，面色无华，眩晕，耳鸣目涩，视物模糊或雀盲，肢体麻木或筋脉拘急，肌肉瞤动，爪甲不荣，舌淡，脉细。

本证临床以阳痿并见肝血不足的表现为特征，病位在肝。

（二）治疗方药

滋补肝血，濡养宗筋。方用补肝汤加减，药以熟地、当归、白芍、川芎、木瓜、牛膝、枣仁、蜈蚣为基本方。

若目涩雀盲，视物模糊，可加枸杞子、菊花以明目；若见疲乏少气者可加黄芪。

（三）病案举例

刘某，男，38岁，已婚，干部。阳痿年余，久治少效，诊时见面色不华，眩晕目涩，视力减退，肢体发麻，不耐疲劳，舌淡苔薄，脉细。证属肝血不足，宗筋失养。治以补肝养血。处方如下：全当归12克，熟地15克，白芍15克，川芎10克，木瓜15克，鸡血藤30克，生黄芪15克，枸杞子10克，菊花10克，砂仁3克。服15剂，自觉症状明显减轻，阳事稍兴。嘱患者继服上方30余剂而愈。

四、肝气不足

（一）临床表现

阴茎举而不坚，渐至痿弱不举，精神疲惫，意志消沉，易恐善惊，周身乏力，不耐疲劳，或胁痛隐隐，少气懒言，舌质淡嫩，脉弱。

本证临床以阳痿并见肝气不足的表现为特征，病位主要在肝。

（二）治疗方药

补益肝气，煦养宗筋。方用保元煎加味。药以黄芪、党参、白术、甘草、白芍、柴胡、当归、吴茱萸、巴戟天为基本方。

若见畏寒喜暖、阴囊冷缩、四肢厥冷等症，是肝阳亦虚，可加桂枝、细辛、附片等温阳之品；若伴见心悸、怔忡、脉结代等心阳虚见症者，可加干姜、薤白、炙甘草等。

（三）病案举例

李某，男，38岁，1982年4月8日初诊。3年前开始性欲淡漠，房事后疲劳乏力，逐渐加重，1年前起，阴茎痿弱，房事不能。屡服补肾壮阳之品，时而见效，但难以巩固。周身乏力，下肢酸沉，夜半易抽筋，睡眠不实，胆怯易惊，多汗，心烦易怒，舌质淡白，苔薄白，脉象沉细。综合脉症，此系肝气虚弱、宗筋失司所致。以补益肝气立法：黄芪20克，党参、柴胡、白芍、茯苓、郁金、巴戟天各15克，甘草10克。嘱其忌房事，舒情怀。服5剂后，心情舒畅，体力增加，阴茎偶有勃起。仍宗前法，守方出入15剂，阳事已遂，诸症悉平。将原方改为散剂，内服，以巩固疗效，随访3年未复发。[曹洪欣.阳痿从肝论治.浙江中医杂志，1988（4）：156.]。

五、肝经湿热

（一）临床表现

阴茎痿软，阴囊潮湿，臊臭坠胀，甚则肿痛，肢体困倦，心烦口苦，大便黏滞，小便短赤，舌质红，苔黄腻，脉滑数。

本证临床以阳痿并见肝经湿热症状为特征，病位主要在肝胆。

（二）治疗方药

泻肝利胆，清热化湿。方以龙胆泻肝汤加减。药以龙胆草、黄芪、山栀、柴胡、木通、车前、泽泻、当归、生地、蜈蚣为基本方。

（三）病案举例

王某，男，33 岁。形体壮实，面色红润，20 岁结婚，已有一男。近年来性功能日衰，举阳无力，精液量少，过早排泄，数月来病情加重，阳事不兴，胁肋胀满，烦闷易怒，口苦咽干，小便时黄，大便偏干，阴囊潮湿，腰腿酸楚，舌质红，苔黄腻，脉弦滑有力。此属湿热蕴结肝经，流注下焦，宗筋弛缓。宜泻肝利胆，清化湿热，佐以通络，予龙胆泻肝汤加减。柴胡 10克，山栀 10 克，黄芩 10 克，龙胆草 6 克，生地 12 克，当归 12 克，泽泻10 克，木通 6 克，车前子 6 克，草薢 15 克，薏苡仁 15 克，蜈蚣 2 条，九香虫 3 克，砂仁 3 克。进药 8 剂，诸症大减，心情舒畅，阳事易兴，二便通调，舌偏红，苔薄黄，脉弦缓，原方改龙胆草 5 克，山栀、黄芩、木通各 8克,4 剂，以免苦寒燥湿而伤阴。[王琦 . 论阳痿从肝治 . 天津中医,1985（5）:15.]

六、寒滞肝脉

（一）临床表现

阳痿不振，甚则阴茎阴囊收缩，少腹并牵及睾丸坠胀疼痛，受寒则甚，得热则缓，形寒肢冷，舌苔白滑，脉沉弦或迟。

本证临床以阳痿并见寒滞肝脉的表现为特征，病位主要在肝经。

（二）治疗方药

温肝散寒，通络振痿。方用暖肝煎加减。药以当归、枸杞子、小茴香、肉桂、乌药、沉香、茯苓、生姜、蜈蚣为基本方。

若寒象较重、畏寒肢冷甚者，可加细辛、附片；若见干呕、吐涎沫，或巅顶头痛，可加吴茱萸、法半夏。

（三）病案举例

许某，男，36 岁，1982 年春初诊。患者因捕鱼感冒，恶寒发烧，头痛身楚，鼻塞流涕，阴囊胀痛，牵引少腹作痛。经用西药治疗，感冒痊愈，但阴囊仍胀，日重夜轻，且阳事不举，半月不愈，精神十分紧张，脉弦，舌质淡，苔白润。疑为肝经寒积气滞所致。治以温肝逐寒。方用暖肝煎加减：当归 10 克，枸杞子 10 克，小茴香 5 克，肉桂 5 克，乌药 6 克，茯苓 10 克，柴胡 6 克，淫羊藿 10 克，香附 10 克。6 剂而愈，后未复发。[刘业义.阳痿从肝论治经验.中医杂志，1987（7）：17.]

七、肾阴虚损

（一）临床表现

阳事不举或举而不坚，精神疲乏，腰部酸痛，两腿萎软，头晕目眩，五心烦热，失眠健忘，遗精，舌质嫩红，苔白，脉沉或细数。

本证临床以阳痿伴见肾阴虚损的表现为特征，病位在肾。

（二）治疗方药

补益肾阴，佐以温阳。方以左归丸合龟鹿二仙胶加减。药用熟地、山萸肉、肉苁蓉、枸杞子、女贞子、山药、龟甲胶、鹿角胶、紫河车、菟丝子、淫羊藿、巴戟天为基本方。

若潮热盗汗、心烦遗精等阴虚火旺的表现突出，则可用知柏地黄汤加减以滋阴降火；若肾阴虚兼见肝阴虚，见胁痛、易怒、目干涩等，可用杞菊地黄汤加减滋补肝肾。

（三）病案举例

孙某，男，30 岁，农民。婚后 7 年阳痿不举。患者少年误犯手淫，婚后常双侧睾丸肿痛，牵及少腹，会阴、肛门灼热疼痛，阴茎时有射精之意。伴有头晕目眩，夜寐不宁，梦多，午后困乏无力，烦热，小便短黄，舌质红，苔薄白，脉细数，证属肾阴亏耗，虚火妄动之阳痿，应滋阴降火为治。知母30 克，黄柏 30 克，山萸肉 10 克，丹皮 10 克，泽泻 10 克，生地 30 克，茯苓 10 克，天冬 10 克，山药 10 克，地骨皮 30 克。40 剂后诸症基本痊愈，嘱其继服六味地黄丸以善其后，1983 年冬函告生一女孩。[林宏益.阳痿辨治心得.河北中医，1986，（6）：43.]

八、肾阳虚衰

（一）临床表现

阳事不举，面色㿠白，头晕耳鸣，腰部酸痛，下身畏冷，两腿痿软，精神不振，五更泄泻，夜间尿多，舌淡苔白，脉弱或沉迟。

本证临床以阳痿并见肾阳虚衰的表现为特征，病位主要在肾。

（二）治疗方药

温肾壮阳，佐以补阴。方用右归丸合五子衍宗丸加减。药以附子、肉桂、淫羊藿、巴戟天、阳起石、肉苁蓉、人参、菟丝子、枸杞子、女贞子、熟地、山萸肉、海狗肾、鹿角胶为基本方。

若见五更泄泻者，可合四神丸。

（三）病案举例

杨某，男，34 岁，农民。婚后 3 年来，虽有性欲，但阳事不举，服用甲基睾酮之类的西药不效。诊其面色㿠白，神怯倦怠，少腹冷痛，动则汗出，腰膝酸软，晨起尤甚，舌淡苔薄白，脉沉无力。为肾阳不足，命门火衰。当温元阳，壮命火：炙附片 10 克（先下），肉桂 10 克，党参 30 克，熟地 10克，枸杞子 30 克，杜仲 10 克，仙茅 10 克，淫羊藿 10 克，巴戟天 10 克，苁蓉 10 克，山药 10 克，当归 10 克。20 剂后，阳事已兴，唯时间短暂，又拟"抗痿灵"药面 1 剂加配五子补肾丸，每晚临睡前 1 粒，半年后病告痊愈，妻子怀孕。[林宏益，曲锡萍.阳痿辨治心得.河北中医，1986（6）：43.]

九、阴阳两虚

（一）临床表现

阳痿，腰膝酸软冷痛，形寒肢冷，咽干舌燥，五心烦热，形体消瘦，舌淡，苔干，脉沉细。

本证临床以阳痿与肾阴虚、肾阳虚的表现并见为特征，病位主要在肾。

（二）治疗方药

双补阴阳。方用左归丸合右归丸，或用桂附地黄汤合龟鹿二仙胶加减。药以地黄、山萸肉、山药、丹皮、枸杞子、附片、肉桂、淫羊藿、巴戟天、牛膝、鹿角胶、龟甲胶、蜈蚣为基本方。

方中温阳药与滋阴药的比例可随阳虚与阴虚的多少而调整。

（三）病案举例

赵某，男，44岁，已婚，工程师。1985年2月18日初诊。素质虚弱，阳痿已数年，曾多次服补肾壮阳之品，有时有效，有时无效，不能治愈。症见腰膝酸软冷痛，形寒肢冷，口咽干燥，手足心热，心烦眠差，舌淡苔少，脉弦细。证属久病不愈，阴阳并损之阳痿。治当双补阴阳、振奋元气，方以桂附地黄汤加减。生熟地各15克，山萸肉10克，山药10克，丹皮10克，旱莲草15克，女贞子10克，肉桂10克，制附片10克，淫羊藿30克，合欢花10克，牛膝10克，蜈蚣2条。服15剂，腰痛腿酸、畏寒肢冷、口咽干燥、手足心热等明显减轻，精神大振，继服15剂，阳事能兴。后以金匮肾气丸合五子衍宗丸调理2个月而愈。

十、劳伤心脾

（一）临床表现

阳事不举或举而不坚，心悸怔忡，易惊多梦，气短自汗，面色萎黄，神疲乏力，食欲不振，腹胀便溏，舌淡胖，苔薄白，脉细弱。

本证临床以阳痿并见心脾气血双亏的表现为特征，病位主要在心脾。

（二）治疗方药

健脾养心，双补气血。方用归脾汤为主，药以黄芪、人参、白术、茯苓、当归、阿胶、龙眼肉、夜交藤、炒枣仁、紫河车、淫羊藿、海狗肾、阳起石为基本方。

（三）病案举例

雷某，男，28岁，1979年春初诊。患者任课较多，日夜操劳，初婚尚能交媾，继则早泄，终致阳痿。曾服鹿尾巴精、龟龄集等药，屡治罔效。与妻感情逐渐淡薄，患者情绪日益低落，心悸失眠，多梦易醒，神疲乏力，气短自汗，纳差便溏，舌淡红，苔白润，脉缓弱。予党参、黄芪各15克，白术、当归、茯苓、酸枣仁、沙苑子各10克，远志、甘草各5克，5剂。药后性交虽未成功但阴茎尚能勃起，原方继服数月余，性交成功，诸恙渐平，遂嘱服归脾丸1个月以巩固疗效〔杜勉之.治阳痿六法.福建中医药，1988（4）：35.〕。

十一、恐伤心肾

（一）临床表现

阳痿不振，怵惕不宁，心悸易惊，胆怯多疑，失眠多梦，脉弦细，舌淡红，苔薄白。

本证临床以阳痿并见心悸易惊、胆怯多疑等恐伤心肾的表现为特征，有明显的受惊史，病位主要在心肾。

（二）治疗方药

宁神补肾，升清振痿。方用宣志汤加减，药以熟地、巴戟、人参、白术、当归、山药、茯苓、枣仁、远志、龙骨、牡蛎、升麻、柴胡、蜈蚣为基本方。

若病旷日久，心阴暗耗，而呈心肾阴虚，心火炎上者，可用天王补心丹加龙骨、牡蛎等。

（三）病案举例

杨某，男，32 岁，1973 年春初诊。阳痿年余，伴心悸不宁，多疑善恐，头晕耳鸣，失眠多梦，气短乏力，平时阴茎尚能勃起，性交时则焦虑不安，反觉阳事不举，脉沉细而弱，舌淡红，苔薄白，迭进参茸等壮阳药百余剂，调治年余未效。近询病史，乃因邻居夜半失火突然惊醒而起病。予党参 30 克，菟丝子、枸杞子各 15 克，巴戟天、茯苓、远志、菖蒲、酸枣仁、当归、白术各 10 克，升麻、柴胡各 6 克，服药 5 剂后，阳事能举，但举而不坚，原方加减继服 1 月，性交成功，诸恙渐平。[杜勉之 . 治阳痿六法 . 福建中医药，1988（4）：35.]

十二、痰阻宗筋

（一）临床表现

阳痿，形体肥胖，性欲淡漠或全无，胸闷不舒，纳谷不香，倦怠嗜卧，或头晕头重，心慌心悸，舌淡红，苔白腻，脉滑。

本证临床以阳痿并见痰湿内盛的表现为特征，病位主要在脾。

（二）治疗方药

燥湿化痰，通络振痿。方用平胃导痰汤加减。药以苍术、陈皮、厚朴、天南星、橘红、茯苓、半夏、枳壳、郁金、车前子、牛膝、蜈蚣为基本方。

若见畏寒、四肢不温、痰涎清稀等寒痰之象，宜加生姜、附片、细辛等温化寒痰；若见心烦口苦、痰黄黏稠等痰热之象，可加黄芩、贝母、竹沥等清热化痰；若嗜酒者可加葛花以解酒毒；嗜酒者加干地龙、鱼腥草解烟毒，并戒烟酒。

（三）病案举例

顾某，男，36岁，干部，1985年4月25日初诊。下乡工作半年，经常冒雨干活，渐致性欲淡漠，阳事举而不坚，以致不能勃起，经治3个月无效。胸闷不舒，纳谷不佳，嗜卧倦怠，形体逐渐肥胖，心慌，舌淡红，苔白腻，脉滑，精神苦闷。茯苓30克，怀牛膝、炒薏苡仁各20克，苍术、姜半夏、枳壳、郁金、车前子各10克，橘红、制南星、干葛花各5克。7剂后，阴茎偶有勃起而不坚，诸症缓解，上方加白术10克，又服10剂，阳事如意，诸症消失。遂以参苓白术丸善后，随访1年，房事正常。[程运文.阳痿治痰四法.浙江中医杂志，1988（9）：396.]

十三、瘀血内阻

（一）临床表现

阳痿，阴茎或少腹疼痛，或见腰部、足跟疼痛，活动减轻，休息则甚，或见面唇青紫，舌质紫暗，脉细涩。

本证临床以阳痿并见血瘀表现为特征，病位主要在肝肾。

（二）治疗方药

活血化瘀，通络振痿。方用血府逐瘀汤为主加减。药以当归、赤芍、生地、川芎、桃仁、红花、牛膝、枳壳、蜈蚣为基本方。

（三）病案举例

张某，男，46岁。半年多不能进行正常性生活，阴茎不能勃起，冲动时常感阴茎根部隐隐胀痛，饮食、二便未有异常，舌淡苔薄，脉弦缓。既往曾患过附睾炎，亦曾服中药近百剂，皆为培补肾阳的鹿茸、杜仲、附子、肉桂等，服药后不仅乏效，阴茎根部疼痛更明显。近1个月来换以针灸治疗数次亦无效。根据患者既往助阳无效，阴茎根部憋胀疼痛，辨证为瘀血停滞，血阻阳郁。治以活血化瘀通阳。处方：丹皮、赤芍、当归、川芎、桃仁、红花、生地、仙茅、枳壳、牛膝各10克，蜈蚣18克，生甘草6克。服5剂后阴茎根部胀痛减轻，阴茎可以勃起，但持续时间较短。上方加入熟地20克，山萸肉10克，继服10剂，同房3次均成功。［刘宏阳．活血化瘀治疗阳痿．浙江中医杂志，1988（9）：398．］

附　方

［1］沙参麦冬汤（《温病条辨》）　沙参　玉竹　生甘草　冬桑叶　生扁豆　花粉　麦冬

［2］四逆散（《伤寒论》）　柴胡　枳实　芍药　炙甘草

［3］逍遥散（《太平惠民和剂局方》）　柴胡　当归　白芍　白术　茯苓　甘草　生姜　薄荷

［4］补肝汤（《医宗金鉴》）　当归　川芎　白芍　熟地　酸枣仁　炙甘草　木瓜

［5］保元煎（《博爱心鉴》）　人参　黄芪　肉桂　甘草　生姜

［6］龙胆泻肝汤（《医方集解》）　龙胆草　黄芩　栀子　泽泻　木通　车前子　当归　生地　柴胡　生甘草

［7］暖肝煎（《景岳全书》）　当归　枸杞子　小茴香　肉桂　乌药　沉香　茯苓　生姜

［8］左归丸（《景岳全书》）　熟地　山药　枸杞子　山茱萸　川牛膝　菟丝子　鹿角胶　龟甲胶

［9］龟鹿二仙胶（《医便》）　鹿角胶　龟甲胶　枸杞子　人参

［10］知柏地黄汤（《医宗金鉴》）　知母　黄柏　熟地　山药　山茱萸　丹皮　泽泻　茯苓

［11］杞菊地黄汤（《医级》）　枸杞子　菊花　熟地　山药　山茱萸　丹皮　泽泻　茯苓

［12］右归丸（《景岳全书》）　熟地　山药　山茱萸　枸杞子　鹿角胶　菟丝子　杜仲　当归　肉桂　制附子

［13］五子衍宗丸（《医学入门》）　枸杞子　菟丝子　五味子　覆盆子　车前子

［14］四神丸（《证治准绳》）　肉豆蔻　补骨脂　五味子　吴茱萸

［15］桂附地黄丸（《金匮要略》）　干地黄　山药　山茱萸　丹皮　泽泻　桂枝

附子

　　［16］归脾汤（《济生方》）白术　茯神　黄芪　龙眼肉　酸枣仁　人参　木香　甘草　当归　远志

　　［17］宣志汤（《辨证录》）茯苓　菖蒲　甘草　白术　生枣仁　远志　柴胡　当归　人参　山药　巴戟天

　　［18］平胃导痰汤（《症因脉治》）苍术　厚朴　陈皮　甘草　天南星　半夏　茯苓　枳壳

　　［19］血府逐瘀汤（《医林改错》）桃仁　红花　当归　生地　川芎　赤芍　牛膝　桔梗　柴胡　枳壳　甘草

　　［20］天王补心丹（《摄生秘剖》）人参　玄参　丹参　茯苓　五味子　远志　桔梗　当归身　天冬　麦冬　柏子仁　酸枣仁　生地黄　辰砂

第四章　针灸治疗

　　针灸治疗阳痿是中医学的独特优势，具有悠久的历史。在历代针灸著作中都有专门论述。如晋代皇甫谧的《针灸甲乙经》中有："阴疝、痿……刺气街主之"；"丈夫……阴痿…涌泉主之"；"脊内廉痛，溺难、阴痿不用……阴谷主之"，对本病的治法论述具体。目前，对于本病的治疗，有单用针者，有单用灸者，有针灸并用者，亦有针灸配合其他治法者。下面分针法治疗和灸法治疗进行介绍。

第一节　针法治疗

　　针法治疗阳痿的内容十分丰富。按针刺的部位有体针、耳针、头针、腕踝针、面针、鼻针、眼针、手针、足针等，其中最重要的是体针和耳针，本节予以重点介绍。按所使用的针具及方法分，有毫针、三棱针、皮肤针、皮内针、芒针、火针、电针、水针以及穴位的按压、埋线、挑治、割治、磁疗、激光等，本节主要介绍毫针。此外，还有子午流注针法，强调按照时间治疗，对本病的治疗具有十分重要的意义，但是，由于方法过于复杂，在此不予介绍，可参考有关书籍。

一、概述

（一）阳痿的虚实

阳痿的虚实辨证是以阳痿所伴随的其他症状表现为依据进行辨析的，阳痿的虚实辨证是选用穴位和决定针刺补泻方法的依据。凡阳痿伴见脏腑虚损者为虚证，如肝气不足、肝血不足、肾阴不足、肾阳虚衰、劳伤心脾、阴阳两虚、惊恐伤肾、热伤肺津等；凡阳痿伴见邪气盛者为实证，如肝气郁结、肝胆湿热、寒滞肝脉、痰浊阻滞、瘀血内停等为实。其具体辨证可参考中医辨证治疗的内容。

（二）针刺的补泻

辨明阳痿的证候虚实以后，就应该根据不同证候选用治法。虚证用补法，实证用泻法。针刺的补泻方法较多，现简介如下。

1. 旋转补泻 本法是以不同的捻针方法来区分补泻的。目前临床上有两种方法。一种是大指向前，食指向后转时用力重，速度较快，然后轻缓退回，再重复大指向前的动作，为补；食指向前，大指向后时用力重，速度较快，然后大指向前轻缓地恢复，再重复食指向前用力捻的动作，为泻。另一种是以捻转角度小，用力轻，频率慢，操作时间短为补；捻转角度大，用力重，频率快，操作时间长者为泻法。

2. 提插补泻 下针得气后，先浅后深，重插轻提，提插幅度小、频率慢、操作时间短者为补法；先深后浅，轻插重提，提插幅度大、频率快、操作时间长者为泻法。

3. 疾徐补泻 徐是慢的意思，疾是快的意思。即以进针出针的快慢来区别补泻。补法是先在浅部候气，得气后将针慢慢地推入到一定的深度，退针时迅速提至皮下；泻法是进针要快，一次就进到应刺的深度候气，出针时慢慢地分层退出，目前临床上，采用补法进针时徐徐刺入，少捻转，疾速出针；采用泻法进针时疾速刺入，多捻转，徐徐出针。

4. 迎随补泻 进针时针尖随着经脉循行的方向刺入为补；针尖迎着经脉

循行的方向刺入为泻。

5. 呼吸补泻 即用针刺手法时配合患者的呼吸。当患者吸气时进针、转针，呼气时退针为泻法；反之，当呼气时进针、转针，吸气时退针为补法。

6. 开阖补泻 出针后迅速揉按针孔为补法；出针时摇大孔而不立即揉按为泻法。

二、体针治疗

（一）主穴

关元、三阴交、蠡沟。

（二）配穴

命门火衰：肾俞、命门。

湿热下注：八髎、阴陵泉。

痰阻宗筋：丰隆、合谷、中脘。

劳伤心脾：心俞、脾俞、足三里。

肝气郁结：期门、太冲、阳陵泉、内关。

瘀血内阻：膈俞、大包、太冲、支沟。

肺热津伤：尺泽、肺俞、太渊、照海。

惊恐伤肾：神门、内关、胆俞、四神聪。

肝血不足：肝俞、气海。

寒滞肝脉：气海、大敦。

肾阴虚损：太溪、肾俞。

阴阳两虚：肾俞、命门、太溪。

（三）治法

实证用泻法，虚证用补法，无明显阴虚火旺表现者可配合灸法。每日1次或隔日1次，10次为1个疗程。

三、耳针治疗

（一）取穴

外生殖器、睾丸、内分泌、皮质下、神门。

（二）治法

每日或隔日1次，每次2～3穴，中刺激，留针5～15分钟，10次为1个疗程。

四、其他针法

（一）电针治疗

取穴：①八髎、然谷；②关元、三阴交。

治法：二组可交替使用，用低频脉冲电，通电3～5分钟。

（二）水针治疗

取穴：中极、关元、肾俞。

治法：用维生素B_{12}50毫克，或丙酸睾酮5毫克，或绒毛膜促性腺激素500毫克，轮流注入上穴。每隔2～3天1次，4次为1个疗程。

（三）头针治疗

取穴：生殖区。

（四）埋线治疗

取穴：关元、三阴交、肾俞、足三里。

治法：每次取2穴，埋入羊肠线。

（五）割治疗法

取穴：肱二头肌中间。

治法：以摘除脂肪、结缔组织为主。

五、针刺意外的预防及处理

（一）晕针

晕针是在针刺过程中出现的现象，轻者患者感觉头晕，两眼发黑，恶心呕吐，心慌胸闷，面色苍白，精神委顿，脉象沉细；严重者会出现大汗淋漓，四肢厥冷，神志昏迷，二便失禁，脉微细欲绝。

预防首先要消除患者恐惧，操作时手法要轻。对于体弱者针刺时手法操作要缓慢。在饥饿、过饱、劳累、酒后、情绪波动较大时暂不宜针。

已发生晕针者，应停止针刺，或将已刺入之针起出，使患者平卧，头位稍低，松开衣带，注意保暖。轻者静卧片刻，给热开水或热茶后即可恢复。重者在上述处理的基础上，可针刺人中、内关、涌泉、足三里等穴，并可温灸百会、气海、关元等穴，即能苏醒，必要时应配合其他措施。

（二）滞针

滞针是针在穴位内，不能捻转提插，出针困难的一种现象。

预防措施是，对初诊患者及精神紧张者，先做好解释工作，消除患者的紧张情绪。进针时应避开肌腱，行针时捻转角度不宜过大过快，更不能单向连续捻针。

若患者精神紧张，局部肌肉过度收缩时，可延长留针时间，或于滞针腧穴附近进行循按，或叩弹针柄，或在附近再刺1针，以宣散气血而缓解肌肉的紧张。若行针不当，或单向捻转而致者，可向相反方向将针捻回，并用刮柄、弹柄法，使缠绕的肌纤维回释，即可消除滞针。

（三）弯针

是指针在体内弯曲，不易出针的现象。

预防措施是，针刺前先选择最适当的体位，针刺时要手法轻巧，指力均匀，避免因针感过强引起肢体抽动造成弯针。留针过程中避免外物碰撞或压迫针柄。如有滞针时应及时正确处理。

如系针身轻微弯曲，不可再行提插捻转，可将针缓慢退出。如果针身弯曲角度较大，应轻微摇动针体，顺着弯曲方向将针退出。若由患者体位移动所致，应使患者先恢复原来的体位，待局部肌肉放松后，再将针缓缓起出，切忌强行拔针，以免发生断针。

（四）断针（折针）

断针是指针身在体内发生折断的现象。

预防措施是，每次使用前要认真检查毫针，弯曲、损伤、无法修整的毫针不能混在好针中，应挑出丢弃。进针时不要将针身全部刺入体内，最少露10毫米。

出现折针应保持冷静，若针身残端露出皮肤，可用镊子夹住断端将针取出；若断端与皮肤相平或稍凹陷于体内者，可用左手拇、食指垂直向下按压针孔两旁，使断端暴露体外，再用镊子取出，若断端完全陷入肌层，可在X线透视下手术取出。

第二节　灸法治疗

灸法是用艾绒为主要材料，点烧后在体表一定的部位（或穴位）进行烧、灼、熏、熨，给人体温热刺激，以达到疏通经络，调和气血，防治疾病目的的一种外治法。古代又称为"灸焫""艾灸"。灸法可以弥补针法之不足，可以单独使用，亦可以与针刺配合使用以提高疗效，是针灸学的重要组成部分。亦是治疗阳痿的常用方法。

一、常用穴位

主穴：关元、神阙、中极、肾俞、腰阳关、命门、心俞。

配穴：曲骨、气海、足三里、三阴交、会阴、太溪、大敦、曲泉、然谷等。

二、施灸方法

（一）艾炷灸

艾炷灸就是将艾绒制成大小不等的圆锥形艾炷，置于穴位上施灸。

1. 艾炷着肤灸 取艾绒适量，做成中等艾炷，于关元穴施灸，当艾炷燃到 2/5 或 1/4 而患者感到微有灼痛时，易炷再灸。每灸 1 炷称为 1 壮，每次灸 100 ~ 200 壮，每 7 天灸治 1 次，3 次为 1 个疗程，疗程间停灸 1 周。

2. 艾炷瘢痕灸 每次选用 2 ~ 4 穴，将艾绒做成黄豆或半个枣核大，置于穴位上点烧，烧至将尽时换炷再灸，每次每穴 3 ~ 5 壮，每周灸 1 次，3 次为 1 个疗程。

3. 艾炷隔姜灸 每次选用 3 ~ 5 个穴位，将鲜生姜切成 0.1 ~ 0.2 厘米厚的姜片，用针刺成许多小孔垫于穴位上，艾炷如黄豆或枣核大，置姜片上点燃施灸，一般灸至患者觉热、局部皮肤红晕汗湿为度。每次每穴施灸 5 ~ 10 壮，每期或隔日灸治 1 次，7 ~ 10 次为 1 个疗程，疗程间隔 5 天。

4. 艾炷隔盐灸 取食盐适量研细，纳入脐窝（神阙穴），使与脐平，上置艾炷施灸，每次灸治 5 ~ 10 壮，艾炷如黄豆或半个枣核大，每日或隔日灸 1 次，10 次为 1 个疗程，疗程间隔 5 天。亦可在食盐上置姜片施灸，如上法。亦用艾条在食盐上重灸，每次 10 ~ 30 分钟。疗程如上，灸治时谨防烫伤。

（二）艾条灸

艾条灸是取纯净细软的艾绒 24 克，平铺在 2 厘米长、20 厘米宽的细草纸上，将其卷成直径约 1.5 厘米的圆柱形艾卷，卷紧，外面裹以质地柔软而又坚韧的桑皮纸，用胶水或糨糊封口而成。

1. 艾条温和灸 每次选用 2 ～ 4 穴，将艾条一端点燃，对准穴位，距离 1.5 ～ 3 厘米进行熏灸，使患者局部有温热感而无灼痛，至皮肤稍呈红晕为度。每次每穴 10 ～ 30 分钟，每日或隔日 1 次，7 ～ 10 次为 1 个疗程，疗程间隔 5 天。

2. 艾条雀啄灸 即将艾条点燃的一端与施灸部位皮肤并不固定在一定距离，而是像鸟雀啄食一样，一上一下活动施灸。另外，也可以均匀地上下或左右方向移动，或反复地旋转施灸。其选穴、灸治时间及疗程同艾条温和灸。

（三）温针灸

每次选用 3 ～ 5 个穴位，在针刺得气后，将毫针留在适当深度，在针柄上穿置一段长 1 ～ 2 厘米的艾条施灸，或在针柄上拴一小团艾绒点燃施灸。每次每穴治疗 10 ～ 20 分钟，每日或隔日 1 次，7 ～ 10 次为 1 个疗程，疗程间隔 5 天。

三、注意事项

1. 灸法具有温阳祛寒的功能，虽然由于所选穴位不同、所用方法不同具有许多功效，但对于阳痿伴见明显阴虚和热盛表现者，最好使用针法和其他治疗，不用灸法。

2. 灸法可单独使用，但若与针法或其他治法配合使用，则可提高疗效。

第三节　重要参考资料

一、针灸治疗阳痿的成方选录

1.阴谷、阴交、然谷、中封、大敦（《针灸大成》）。

2.阳不起：灸命门、肾俞、气海、然谷（《类经图翼·针灸要览》）。

3.阳痿：命门、肾俞、气海、然谷、阳谷均灸（《神灸经论》）。

4.关元、三阴交、肾俞、足三里，隔日1次，三阴交可埋针4～6小时（《新医疗法手册》）。

5.百会、膈俞、胃俞、命门、腰阳关、关元、中极，每日用艾条熏灸（《中国针灸学》）。

6.阳痿：肾俞、命门、阳关、关元、中极，此症以施用灸法为佳（江苏省中医学校《针灸学》）。

7.阳痿：关元，灸；命门，补之，或灸（《针灸学简编》）。

8.遗精、阳痿灸法取穴：分7组处方，每日灸治1次。1组：肾俞、三阴交、膏肓。2组：至阴、曲泉、中极。3组：心俞、肾俞、膏肓。4组：三阴交、中封、然谷。5组：关元三阴交、蠡沟、神门、命门。6组：百会、膈俞、肾俞、胃俞、命门、腰阳关、关元、中极、神阙。7组：百会、肾俞、气海、然谷、阳谷。

任选一组，各组交替使用，艾条或艾炷灸肾俞、膏肓、中极穴，壮数宜多；心俞、命门不宜多灸；神阙、关元可用隔姜、隔盐、隔栀子、隔甘遂等灸之（《实用针灸学》）。

二、经验辑要

1.有人用针刺治疗阳痿23例，其中12例基本治愈，所用穴位以关元、三阴交、肾俞、上髎和命门为主，随证选用，隔日针治1次，10次为1疗程。有人通过对28例阳痿患者治疗观察，当针刺曲骨穴运用手法时，有5例当时阴茎勃起，13例龟头上出现麻木感，从而认为曲骨穴是治疗阳痿的有效腧穴，每次针治时都选为主穴。有些作者指出，针刺关元时，要使酸、麻等针感到达阴茎及尿道口部位后停止捻针，留针10～15分钟或不留针，针刺三阴交时，使针感到达阴陵泉附近，或上抵大腿内侧。针后加灸可使疗效增强。(《针灸研究进展》)

2.有人报道，采用多壮艾灸关元穴治疗阳痿12例，取得一定疗效。本组病例年龄以30～50岁居多；病程最短4个月，最长19年。其中6个月以内者3例，6个月～1年者2例，1～3年者3例，3～5年者2例，5年以上者2例；病因有明显精神因素者7例，有手淫史者2例，不明者3例。选用穴位为关元，施灸时根据病情及患者体质强弱，每次施灸100～200壮，均按以上艾炷着肤灸法操作。

治疗结果：本组病例经用上法灸治后，痊愈（经治疗1～2疗程后，阴茎能正常勃起，停灸1周后，仍维持疗效者）7例；显效（阴茎勃起尚有力，但持续时间较短者）3例；好转（阴茎能勃起，但无力者）2例。作者认为，由于精神因素发病者疗效较好，有明显手淫史者疗效则差。病程短者疗效高，反之则低，第二疗程治愈率最高，占44%。疗效与年龄的关系则不明显。［王风仪.艾灸关元治疗阳痿12例报告.中国针灸，1983，3（1）：42］

3.据报道，应用艾条温和灸治疗阳痿获效良好。并认为凡诸阳痿患者，经艾灸气海、关元、三阴交后，于子时（23点～1点）阴茎能自动勃起者，多能治愈。［韩明.艾灸治验二则.中医杂志，1983（9）：55］

4.据报道，针灸治疗阳痿41例，年龄最大者44岁，最小者25岁；病程最长8年，最短1个月。取穴：关元、中极、太溪，针刺用平补平泻手法，并温针灸3～5壮。会阴穴用艾卷温和灸与雀啄灸交替使用。如阴茎勃起不坚或遗精者减去会阴穴，配刺太冲；如夜寐多梦配刺大陵。针刺中极穴时针感应向阴茎放射。隔日治疗1次。

治疗结果：本组患者41例，治疗次数最多39次，最少4次而愈，以6～9次为最多。随访已满10年者3例，5年以上者8例，疗效均巩固。［陶正新.针灸治疗阳痿简介.中医杂志，1981（12）：36］

三、病案举例

1. 李某，男，30 岁。1985 年 6 月 9 日初诊。患者因读夜大，学习紧张，常感纳食不香，夜寐欠安。近 2 个月来觉性欲减退，阴茎勃起无力，同时伴记忆力减退、周身乏力、心悸多梦等，舌苔薄腻，脉细。病由思虑劳神太过而起，属心脾两虚，气血双亏，宗筋失养。治以补脾益肾，宁心安神。取穴：①心俞、脾俞、肾俞；②印堂、神门、三阴交、关元、足三里。每日针治 1 次，两组穴位交替使用，另嘱禁房事，结合体育锻炼。针刺 9 次即见效，再针 5 次病告愈。后又巩固治疗 5 次。[杨青 . 针治阳痿验案 2 则 . 江苏中医，1988（12）：8]

2. 王某，男，32 岁。1987 年 5 月 9 日初诊。患者自幼体弱多病，身单体薄，结婚 5 年，生有 1 子。自诉近年来性欲减退，一次同房后，因汗出较多，遂用凉水擦洗，此后即阴茎举而不坚，久之则成痿软不举。舌苔薄白，脉细弦。证属素体不足，肾阳亏虚，治以温肾壮阳。取穴：①肾俞、次髎；②关元、大赫、太溪。针用补法，得气后，加用温针，两组交替，每日 1 次。嘱避房事，针治 5 次即见效，阴茎稍能举起，又针 5 次，进步不显，举而不坚。再针 5 次病情依旧。

详细追问病史及生活起居，患者诉说近因住房拆迁，借居亲戚家，不免有些矛盾。加之身体有病，苦不堪言，心情抑郁，不得欢畅。舌苔薄白，脉象细弦。此乃情志不畅，肝气不舒，筋失濡养。原方加阴陵泉、内关、行间以行气解郁，病情渐见好转。不久患者喜迁新居，心情舒畅，10 天后恢复正常，前后共治疗 1 个月，2 个月后偶然相遇，告之病未复发。

3. 王某，男，29 岁。半年前因脑力劳动过度，开始失眠多梦，记忆力减退，继则出现阳痿不举。开始为间断性，进而乃至完全不能勃起。查体：营养一般，神志清楚，心肺（－），肝脾未触及，双膝腱反射亢进，舌淡苔薄白，脉沉而无力。血、尿、便常规正常，胸部 X 线检查无异常所见。诊断为性神经衰弱，遂取关元穴以中等艾炷施以着肤灸，每次 150 壮，2 个疗程共计 6 次而愈。1 年后随访，疗效巩固。[王风仪 . 艾灸关元治疗阳痿 12 例报告 . 中国针灸，1983，3（1）：42]

4.杨某，男，40岁。炊事员。自述其前妻因肺结核病故，鳏居已10年，近续娶新妻，婚后即阳痿不举，虽经多方治疗，鲜有效验，因屡试不用，精神苦闷，故婚后生活极不惬意，经友人介绍，前来要求针灸治疗。诊其尺脉虚无力，舌苔薄白，体态虚胖，手足不温，小腹发凉，下焦虚寒。拟以培补肾气，健脾，温肾壮阳之法而徐图之。

取穴：气海、关元、三阴交，每次用艾卷灸各10分钟，每日1次。1个月后患者诉说，每在半夜子时，阳物有自举现象，且坚甚，经历10余分钟即自行衰弱而恢复常态。此乃元阳渐充，向愈之兆。肾气于子时冲动而自挺，逢时而动之候也。如是，连续艾灸治疗3个月余，性生活恢复正常。其妻后来生一男婴。［韩明.艾灸治验二则.中医杂志，1983（9）：55］

5.吴某，男，45岁。患阳痿举而不坚已6个多月，面色无华，精神疲倦，腰膝酸软，头晕目眩，舌质淡，脉细。曾服巴戟天、锁阳、枸杞子、菟丝子等补肾壮阳之品效果不显著。采用阳痿膏敷灸神阙、曲骨二穴，半月病情改善，阳痿好转，经治月余痊愈。（《穴位贴药疗法》）

第五章　气功治疗

　　气功是我国宝贵的文化遗产，是中医学的重要组成部分。其指导思想与依据，均以中医学的理论为基础。在历代重要医学著作中均有关于气功的记载，如吐纳、调息、静功、内功、动功等，都属气功范畴。气功通过呼吸、姿势、心神的调练，以调理气机，充养元气，提高身体素质，增强生命活力。气功的气学，在中医学的理论中涵义广泛。凡一切具有生命活动的物质都称为气。人体的生命活动是由气来完成的，气的消亡意味着生命活动的终结。元气是人体生命活动的原动力，所以通过训练以培养元气，调理气机的方法称为"气功"。中医学认为，元气藏于肾，是性功能活动的物质基础，而人体气机的调畅又是维持性功能正常的重要条件。因此，气功是中医学治疗阳痿的独特的、行之有效的重要方法。

　　气功的流派甚多。医疗气功主要分为外气（外功）和内气（内功）两大类。

第一节　内气治疗

　　内气又称内功，是患者按一定的功法练功，使元气充沛、气机调畅而祛病养身的方法。内功的功法种类很多，但是基本要领、基本要求大致相同。

一、练功要领

练功首先要求能"入静"。入静，是指一种稳定的安静状态，无杂念，集中意念于一点，入静时对外界刺激的感觉减弱，甚至任何声音都听不到。此时大脑皮层进入一种保护性的抑制状态，并诱导机体活动向正常方面转化。练功的主要环节是意念（调心）、呼吸（调息）、姿势（调身），三者相辅相成。意念在三者之中起着主导作用，在意识的主动控制、调节下，发挥整体的作用。

（一）意念（调心）

气功中的意念，也叫调心。其基本方法有放松法、默念法、数息法、意守法等。

1. 放松法 可采用自然放松法，摆好练功的姿势后，使全身感到很自然放松的方法。或采用部位放松法，在意识的指导下，将身体从头到足划分为头、臂、躯干和下肢几部分，使身体各部位依次逐步放松。

2. 默念法 可采用默念词句的方法，不要念出声，默念的词句可根据练功者的具体情况而选择，如性神经衰弱者，常易焦虑、紧张，可以默念"松""静""身体松""思想静""精神愉快"等词句，默念不仅有助于入静，而且是一种强有力的自我暗示，起着调整身心的作用。也可采用吸"静"呼"松"法，练功者根据呼吸的节拍，进行默念，在每一次呼吸中，吸入时念"静"字，呼出时念"松"字，这种呼吸一般采用均匀、细长的深呼吸。

3. 数息法 呼吸时一呼一吸为一息，练功时默数自己的呼吸，并连续计数，使思想集中于计数呼吸，其他的念头便被排除出去，这样全身就会逐渐进入安静、轻松的状态。一般数几百次，待心意安静下来，感到全身舒适后，就不必再连续数息，而可改为随息，即思想随着呼吸而不想其他，让身体进入到这种安静舒适的状态中去。采用这种方法，既有助于入静，又可起到调整和锻炼呼吸的作用。

4. 意守法 意守就是把意念完全集中到某一点上，将一切杂念排除，达到入静境界。通常有以下几种：

（1）意守丹田：即将意念集中在丹田，丹田的具体部位不必强调在丹田穴一点上，一般多泛指脐下小腹部。

（2）意守命门：即意念集中在命门，命门的具体部位在 14 椎下（即第 2 腰椎下），正常男子，身体肥瘦适中，命门穴与肚脐相对。意守命门，可理解为以命门为中心的部位，命门又有人称为后丹田。

（3）意守会阴：即意念集中在会阴。会阴穴的具体部位在前阴（尿道口）与后阴（肛门）连线的中点。会阴有人称之为下丹田。

（4）意守自然景物：意念集中在太空或地球上的自然景象，如意守皓月当空，或蓝天白云，或山光水色，或温暖的阳光，或绿荫草坪，或空中太和之气，或意守松柏竹梅。

对意守目标的选择，平时要有锻炼，尤其是自然景物，选定的目标要能使人精神畅快，情绪适宜。选定以后，不能见异思迁，随意改变，即不能今天守丹田，明天守自然景物，同时还应注意意守要随意自然，初期可略为引导，慢慢适应，循序渐进，不断深化，逐步做到即使外界有动静，也能不受干扰。

（二）呼吸（调息）

调息就是进行呼吸的调整和锻炼，呼吸调整，不但直接对机体起到调和气血、按摩内脏等特殊作用，而且有助于心意安静和身体放松。

呼吸的方法，可采用自然呼吸法，即以原来自然呼吸频率和习惯进行呼吸，适宜于初学者选用。也可用深呼吸法，在自然呼吸的基础上，呼吸频率逐渐减慢，呼吸深度逐渐加强。也可采用口吸鼻呼法，口吸自然清气，鼻呼出浊气轻慢舒缓。经过训练，要求能达到呼吸没有声响，以内呼吸为主，外呼吸似有若无。

同时要注意呼吸与意念相结合，呼吸与动作相结合，协调一致，促进动作的舒缓连绵，才能帮助入静，稳定意念活动。

（三）姿势（调身）

调身就是摆好姿势，松弛躯体。正确的姿势有助于肌肉的放松，是顺利进行调心调息的先决条件。

姿势可采用站式、坐式、卧式等。一般卧式易入静，但在练功时容易入睡，适于体弱者；坐式易于入静和调息，适于初学者；站式不易入静，应在练功较久、深有体会时采用。

二、注意事项

（一）练功环境

尽可能选择在安静、空气新鲜之处。练静功（肢体外形不动）多选择在室内进行，先通风换气，然后关闭门窗，慎防练功出汗受风。练动功（肢体外形活动）多于清晨在室外进行，应选择在空气清新的树林、公园、河边练功，不要在秽浊之处练功。

（二）练功前准备

练功前要保持心情愉快，情绪稳定，避免剧烈的体力和脑力活动，尤其练功前 20 分钟，应先休息一下，安定心神。此外，练功前要宽衣松带，解除束缚，以利于全身肌肉放松，血液循环和皮肤呼吸通畅。

（三）练功强度

应因人而异。年轻而体质较好者强度可大些，每天可练功 3～4 小时，年龄较大或体质较弱者练功强度宜小些，每天可练功 2～3 小时。每天的强度以练功后微感疲劳为极限。

（四）持之以恒

内功功法很多，应选择适合自己的功法坚持修炼，切不可朝秦暮楚，三天打鱼，两天晒网。

三、功法选介

内功的功法相当多，本节选介几种对阳痿有特殊治疗作用而又简单易行、便于普及的功法。

（一）练精功

练精功是取儒、道、俗练功疗法的精华综合而成，主治阳痿等性功能障碍。

1. 姿势　取坐式，上身靠坐于藤椅或沙发等物上。上身坡度保持35°～45°，头部正直，颈勿偏斜，头后置薄软枕，使下颌呈内收，膝关节屈曲120°，双足分开与肩同宽，平踏于地面，松肩垂臂，两手相握置于小腹之前。

2. 呼吸　静呼吸法，初练者先不要改变原来的自然呼吸形式，以后逐渐改用腹式呼吸，但不要用意识注意呼吸，任其自然，经过一段时间的锻炼，改用深呼吸法，吸气时胸腹均隆起，逐渐达到深长、静细、均匀的程度。

3. 意守　意守丹田，即排除杂念，精神集中在丹田部位。此时，双目返视，以意送至丹田，意看该处；两耳收听，逐渐达到入静时外音不能扰耳。

4. 纠偏　练功过程中，有些患者有阴茎勃起，出现滑精，上述现象出现后，应即刻改用逆呼吸法调之。具体方法是吸时胸部扩张，腹部往里回缩；呼气时胸部回缩，腹部往外凸。同时配合紧缩肛门，搅舌，咽下口中津液三口。目的是紧缩精关，防止遗失。

5. 收功　练功结束时，慢慢睁眼，两眼远视，开口松手伸缩手足，然后离座散步。

（二）运气功

练运气功前，需解除大小便，喝杯温开水，以助运气。

1. 姿势　取自然盘膝坐式，两小腿交叉，足向后外方向，臀部着垫，两大腿置于小腿上。头颈躯干端正，臀部稍向后，以便于含胸。颈部肌肉放松，头微前倾，下颏回收，两上肢自然下垂，双手握拳。本功法也可取单腿盘膝坐式，坐于床上或地上，左脚卷盘，脚心朝天，置于右腿膝下面，右脚平放，座下最好垫有棉垫，累时可左右换腿。

2. 意念　心情舒畅，精神内守，排除杂念，全身放松，两眼微闭，回光内视，意念脐部，意念活动不能过于集中，做到似有似无、绵绵若存状态。

3. 呼吸　静坐，先自然呼吸 10 分钟，然后改用腹式呼吸，以脐带动小腹起落，呼气时耸肩缩颈，如同用力顶重物。呼气时放松，待脐部热感明显后，用意念引气至尾骨后长强穴。随后将气提起如忍大便状，腹部内陷，变成逆呼吸法，呼气时腹部外突，将肩下放，吸气时腹部内陷，耸肩缩颈。如此连续练 20 次，然后改用自然呼吸调整。

4. 收功　练功结束时，意念引气下行至涌泉穴，自然呼吸，平稳后，慢慢睁眼远视，旋腰左转 5 次，右转 5 次，伸腿屈腿两次，然后离座散步调整。

5. 纠偏　练功初期思想不易集中，有时思想虽然注意丹田，但杂念仍生，这种现象是很自然的。遇到这种现象，仍要继续练功。思想不集中，收回来再守住，经过反复练习，意守的稳定性就会提高，杂念必然减少。当达到思想集中，入静时，意守不可死守，要做到柔和而守，似守非守，运气时要柔和自然，一般经 2 个月可收到一定效果。

（三）小周天功

小周天功是我国道家的主要练功方法。小周天为天文学术语，即 1 天之意。《天仙正理》中说："小周天云者，言取象于子、丑、寅十二时，如周一日之天地也。"小周天功是医疗保健的重要气功功法，具有练精化气，平衡阴阳的作用，历代相传，经久不衰。

1. 姿势

（1）平坐式：端坐于椅上，头微前俯，躯体端正，含胸拔背，松肩垂肘，十指舒展，掌心向下，轻放于大腿膝部，小腿垂直于地面，膝关节屈曲90°。两脚平行分开，其距离与肩宽相同。双目轻闭或露一线之光，口随呼吸微开合。

（2）盘根式：功夫深厚者选用，用一只脚的脚跟顶住肛门或会阴，另一只脚压于对侧大腿之下或膝前，脚心向后外方，臀下左右各垫一个枕头。

（3）卧式：分侧卧、仰卧两种。

侧卧式：身体侧卧于床上，头微前俯，以枕头调节头的高低，以颈部与躯干水平位平行为合适高度，脊柱微向后方呈含胸拔背之势。贴床上肢自然弯曲，五指舒伸，掌心向上。置于耳前枕上，距耳约 7 厘米；另一上肢自然伸直。不贴床下肢膝关节屈曲约成120°，其膝放于另一膝部上，口目动作同平坐式。

仰卧式：平身仰卧床上，头下垫枕，使头前俯10°左右，躯干正直，两臂自然舒伸开，十指松展，掌心向下，放于身侧，下肢自然伸直，两足跟相距约30厘米，口目动作同平坐式。

2. 呼吸 小周天功的呼吸随着功力深浅，采用不同呼吸方式。初练阶段，练功调神采用自然呼吸，即与平时腹式呼吸相同。吸气时小腹收缩，呼气时小腹放松，气下沉少腹。待意念守住丹田后，改用逆呼吸，即与自然呼吸形式相反。吸气时腹肌紧张，向里收缩，呼气时腹肌放松，小腹突出。待少腹气满后达到真气发动时，改为撮闭呼吸法，即用鼻吸气，舌抵上腭，紧缩肛门，微闭气，然后吸气。待内功深厚后，改用胎息呼吸法，又称内呼吸法。即呼吸达到不知不觉，腹动很微弱，胸部无变化。用薄纸盖于口鼻部位，纸无变化，则达到真息的要求。

3. 意守 小周天功意守丹田，初学者意守很难，杂念多不能入静，可采用数息调整以达入静，到真气发动时，意守随气走，沿督、任二脉运行。意守具体路线，从丹田先向会阴，经尾骨提气沿脊柱上行，到玉枕意念引气经头正中线，到印堂下行，经鹊桥到胸正中线，下行到丹田，意念引气环转。

4. 练功时间 小周天功法对练功时间也有规定，分为文火和武火二种练法。

（1）文火练法：每天午、未、申、酉、戌、亥六阴时练功，即为11点至22点。因此功法在阴时练功，对呼吸要求柔而轻微，用意念调节呼吸。

（2）武火练法：每天的子、丑、寅、卯、辰、巳六阳时练功，即为晚23点以后至次日11点之间，此功法在阳时练功，对呼吸要求强烈，用意念调节呼吸，较文火练法要重些。

5. 注意事项

（1）练本功法的初期，由于需要引气上行到督脉，因此，平日有高血压的患者、血压不稳定的患者应禁练。

（2）练功治疗期间不宜吃刺激性食物及药物，如酒、茶、咖啡等。

（3）练功期间禁止性生活。

（四）返还功

返还功是古代武士强身搏击必练的入门功法，有固精、壮阳之作用，对性功能障碍有特殊疗效。

1. 练功时间　每晚子时（23点至1点），此时阳气初生，顺应天时，以利于人体功能的康复。

2. 练功方向　早面向东，中午面南，晚面向西，夜间向北。

3. 姿势　站式，头正直，双脚与肩同宽，双手自然垂于体两侧，两眼微闭露一线光，舌抵上腭，全身放松入静。

4. 呼吸　用逆呼吸，吸气到胸腔大部吸满时，收提睾丸和收缩肛门，同时吸气到不能再吸为止，呼出废气同时放松睾丸与肛门。每日早晚各1次，次数由少渐增至每次20回。

5. 收功　慢慢睁开眼，两手搓热，擦头、脸、耳，轻揉并活动各关节。

以上介绍的是几种常用而又行之有效的简单内功功法，患者根据具体情况选用，坚持练习，定有效验。

四、验案举例

例1　胡耀贞用气功治疗阳痿12例（采用坐式），效果良好。具体方法如下：

1. 意守丹田　入座后先排除杂念，用心意注意到丹田，两眼轻轻闭上，内视丹田，两耳的听力也移到丹田，然后有意地在呼气时将丹田轻缓地向里吸，意想已与后腰部相贴，当吸气时再缓缓地将丹田部放回来，稍停，再反复做3次，就静静地守着丹田。

2. 意守命门　在守丹田有了一定基础后，可守命门，即在守丹田时，丹田有了热感，用心意由丹田直引向命门，静静地守着。

3. 意守会阴　当意守命门有了热感或跳动时，然后由心意引向会阴，反复引导几次后，静守会阴。

4. 练精化气　在守各窍位时，可能出现举阳现象及射精感觉，守会阴时更易发生，如发生则用练精化气法排除。临床常用的是吸、贴、提、闭四法，其法先意守丹田，然后用意由龟头向会阴吸，由会阴提过尾闾，同时闭口咬牙，舌贴上颚，提紧手脚，缩紧肛门，同时用意由尾闾向上提，经夹脊、玉枕，过泥丸到上丹田（两眼中间），意守片刻，连同口中津液，送于中丹田。如此 3 次，举阳现象及射精感觉即可消除。否则仍可再做几次。

以上 3 个窍穴，不一定每个患者均按步骤去做，如在守丹田窍时就出现举阳或下丹田有热感，即可应用练精化气法，病情也会很快好转，其他 2 窍可不必再守。

收功方法，意想围绕丹田转周无数，先从小到大（从内向外）、从左向右上方转 24 周，然后反过来从大到小（从外向里）、从右向左上方转 24 周，搓搓手和脸即可。

经本法治疗后，痊愈 7 例，好转 5 例。(《中医杂志》1962 年第 10 期)

例 2 松茂通过练气功治好了顽固性阳痿，其练功方法是：站立，先调匀呼吸，从头至脚，从胸、腹、背、腰、臀、足，依次全身放松。吸气时放松该部位，如觉骨肉分离，口微开。反复 3 次。全身放松后，缓缓吸气入鼻，经膻中下纳丹田；同时收提肛门、睾丸，意守丹田片刻，再将气由丹田经膻中从鼻孔呼出，同时慢慢放松肛门、睾丸。每日早晚各 1 次，每次20 ～ 30 分钟。

练功时，渐次觉得提肛睾时，也有气从肛门上行到丹田，与下行至丹田之气会合，不须意领，1 个月左右，一经气纳丹田，不多久，小腹就发热，有气流动的感觉，一提肛提睾，便觉阴茎发胀。50 多天的坚持，在练功中阴茎竟不自觉地勃起。十几年的阳痿，2 个月治好了，失眠、烦躁、健忘等均消失。(《气功与科学》1983 年第 2 期)

第二节　外气治疗

气功外气疗法是气功师（通过练功，内气充足，并能用意念控制、调节气的运行者）用意念指挥气沿一定途经，经一定部位（通常用手指、手掌）

发放于体外，并能使之作用于患者的经络或病变体表的反射部位，从而达到治疗目的的方法，另外，针刺时发放外气，或按摩点穴的过程中发放外气均属气功外气治疗方法。

由于气功外气治疗须由训练有素、功力深厚的气功师进行，所以具体的练功、运气、发功方法及原理本文不做详细论述，可参见有关气功书籍，本文只简单介绍关于外气治疗阳痿的方法及注意事项等。

一、治疗方法

（一）发气途径

由于各人所练的功法不同，所以发气途径不尽一致，但基本原则相同，那就是运气方向须与经络循行方向相同。经络循行方向为：手三阴经从胸沿上肢内侧（屈面）走向手；手三阳经从手沿上肢外侧（伸面）走向头。足三阳经从头沿背部腿外侧走向足；足三阴经从足沿腿内侧走向腹。其发气途径有以下三种：

1. 当进入气功状态后，用意识把气由下腹部丹田逐渐向上运到胸部，相当于膻中穴（即两乳头连线中点），分别从两上肢的内侧手三阴经到手掌"劳宫"穴而发出去。

2. 当进入气功状态后，吸气时意想聚集双手之气，顺两肢外侧三阳经到督脉的大椎穴（相当于第7颈椎部位）向下到命门穴回到丹田；呼气时意想丹田之气顺任脉向上到胸部膻中穴，分向两上肢沿手三阴经到手掌劳宫穴（即屈指握拳时中指指尖所点处，也就是在第2、3掌骨间）。

3. 当进入气功状态后，丹田发热，热气随意识引导向尾闾（长强穴）推动，循着脊柱到命门穴而上通天柱（大椎穴），再向上至玉枕穴，上达泥丸宫（百会穴）。泥丸宫通过以后，其气经神庭（印堂穴）、玄关，循额中至鼻柱，经素髎（鼻准），达鹊桥与任脉会合。沿任脉向下经重楼、绛宫（膻中穴），然后分别由上肢内侧手三阴经到劳宫穴。

上述3条途径以第一种最常用、最简单、最易练习。此外，还有人从眼睛天目穴、足心涌泉穴、头顶百会穴发气，但不常用。

（二）发功姿势及患者体位

发功姿势应根据患者情况而灵活选用，以利于治疗为原则。

1. 站立式发功方法　自然站立，全身放松，口齿合拢，舌平贴着上腭，心要平静，用一手发功时，另一手握拳。

一般患者取坐式。

2. 坐式发功方法　坐在凳子、椅子或其他物体上，口齿合拢，上体放松，舌平贴上腭，心要平静，用一手或两手同时发功均可。

一般患者取卧式。

3. 自由式发功方法　自由式即没有固定的姿势，患者的体位也可以变化。

4. 发放外气时手的姿势　发放外气时手的姿势主要有三种。

第一种是手掌式：五指呈自然微屈曲状态，运气于劳宫穴，发放外气。

第二种是食指（或中指）独立式：食指（或中指）伸直微屈曲状态，其余指自然屈曲，运气于食指（或中指）尖。

第三种是剑诀式：食、中指伸直微屈并拢，拇指与无名指、小指自然屈曲，运气于食、中指。

（三）施治部位

1. 施治部位　中医认为，阳痿的发生，主要是由于肾中的元气亏虚或运行障碍所致。而气功师将自己的内气（主要是元气）发放给患者，具有补充、激发、疏调患者元气的功效，所以，在任何部位施治，只要所发的气能被患者接受，都能对阳痿（当然也包括其他疾病）产生治疗作用。但是中医学还认为，人体是一个以脏腑为核心的有机整体，任何疾病的发生均与脏腑经络的功能失调有关。阳痿的发生与肾、肝、心三脏及任督二经的关系最为密切，因此，取上述各经的穴位发气，或在发气的基础上配合针刺、点穴、按摩，则疗效更加直接、明显。常用穴位有中极、关元、气海、曲骨、命门、志室、肾俞、心俞、肝俞、神门、内关、三阴交、足三里等。每次可取数穴。

2. 具体治法

（1）不接触患者身体发功治疗：治疗时不接触患者，与之保持一定距离（距离不等），根据病情选用上述穴位进行发气。

（2）气功外气按摩治疗：气功外气按摩是通过发放外气到阳痿患者穴位上进行治疗。一般可分为接触患者或不接触患者两种，可单使用或交替进行。具体方法是，用手指或手掌接触患者轻轻按摩经络穴位，呼气时同时发放外气，手指或手掌放松时吸气，一按一呼发放外气，一松一吸，反复进行按摩。动作要轻快，按与摩都不要用力，手指或手掌与经络穴位有接触感即可，不要有压迫感，如果用力过大，效果反而不理想，甚至会有不适感，或者不接触患者，在患者经络穴位上空来回推拿。

（3）气功外气点穴治疗：气功外气点穴是将气运于劳宫或指端进行点穴，用手掌或手指按住患者穴位不放，把运到劳宫或指端之气传授给患者而起治疗作用。患者有触电样感觉或温热感者效果明显。

（4）气功外气针刺治疗：先在患者穴位上扎上针，然后在针柄上发功；或者距针一定距离发功。另外，还有的气功师手持针不刺入患者体内，用针尖对准患者穴位发功。

3. 气功外气寒、热、补、泻法的运用　顺着经络走向发功为补法，用于虚证的阳痿患者；逆着经络走向发功为泻法，用于实证的阳痿患者；气功师加意念"凉"字发出之气属清凉之法，患者受气后有凉感，用于热证阳痿患者；气功师加意念"热"字发出之气属温热治法，患者受气后有热感，用于寒证阳痿患者（患者寒热虚实辨证参见第三章的中医辨证治疗）。

若属于实热证之阳痿，则将泻法与清凉法合用；若属于虚热证之阳痿，则将补法与清凉法合用；若属于寒实证之阳痿，则应将泻法与温热法合用；若属于虚寒证之阳痿，则应将补法与温热法合用。

4. 治疗时间及次数　外气治疗的时间要视患者的敏感程度而定。有些敏感者 1～3 分钟即可见效，一般的患者 5～10 分钟，对一些顽固的病例时间可相对延长。每日 1 次或隔日 1 次，以 10 次为 1 个疗程。

二、注意事项

1. 治疗时患者应放松过紧的衣带，以利于气的流通运行。
2. 治疗时患者应身体放松，心情愉快，思想集中，以利受外气。
3. 治疗时应保持环境安静。
4. 治疗期间若配合练习内功则气感更明显，效果更显著。

三、验案举例

李某，男，40岁，已婚，北京某工厂工人。1987年5月23日经人介绍来求治阳痿。自述4年前有一次干活劳累过度，当晚房事阳痿不举，至今已4年，吃了不少药，仍未治愈，造成夫妻不和，精神负担很重。据此，确立治疗方法：①首先进行心理治疗；②进行气功导引；③进行气功外气点穴按摩，先俯卧，取心俞、命门、肾俞、八髎、阳光、环跳；后仰卧，取太渊、神门、劳宫、气海、关元、中极、三阴交、足三里等穴。由于患者配合得非常好，在治疗中就有明显的性感冲动，治疗快要结束时，并有阴茎勃起现象，后又治疗数次痊愈。(《气功点穴按摩术》)

第六章　推拿治疗

　　推拿，古代称为按摩、按跷、按扤等。大约在两千多年前，即先秦至两汉时期，就已有了关于推拿的专著《黄帝岐伯按摩十卷》。虽然本书已经佚失，但足以说明推拿治疗在我国早已盛行。和《黄帝岐伯按摩十卷》同一时期的医学著作《内经》中也有丰富的推拿学记载。推拿治疗属于非药理性物理治疗方法，无毒副作用，简便易行，疗效可靠，深受广大人民群众欢迎。由于药物治疗的毒副作用不可避免，因此，近年来中医推拿疗法引起了国际医务界的重视。本章我们将简要介绍阳痿的推拿治疗方法及常用手法。

一、治疗方法

（一）基本治法

1. 腹部操作

（1）取穴：神阙、气海、关元、中极。

（2）手法：摩、揉、按。

（3）操作：患者仰卧，先用掌根揉按神阙，以脐下有温热感为度，手法宜柔和而深沉，时间约3分钟。再用鱼际按揉气海、中极、关元，每穴约2分钟。然后在气海穴用掌摩法治疗约3分钟，以小腹部有温热感为度。

2. 腰背部操作

（1）取穴：肾俞、命门、阳关、次髎、中髎。

（2）手法：按、揉、擦，一指禅推、点。

（3）操作：患者俯卧，先按揉肾俞、命门，手法不宜过重，在微感酸胀得气后，每穴持续按揉约 2 分钟。再用一指禅推次髎、中髎，每穴约 1 分钟后改用点揉法，刺激力度宜稍重，每穴约半分钟。然后横擦腰阳关，以小腹部透热为度。

（二）辨证加减

1. 心脾亏损

（1）在腹部操作时加摩中脘。

（2）按揉背部心俞、脾俞、三焦俞，每穴约 1 分钟。

（3）横擦左侧背部脾胃区。

2. 惊恐伤肾

（1）分抹前额，同时配合按揉太阳穴。

（2）在颈椎棘突两侧用一指禅推或按揉法自上而下反复治疗约 4 分钟。

3. 痰湿内阻

（1）用一指禅推法及摩法在腹部治疗，重点在中脘、天枢穴，时间 6～8 分钟。

（2）按、揉两侧足三里、丰隆、内关。

4. 湿热下注

（1）按、揉三阴交、阴陵泉、膀胱俞、胆俞、中极，每穴约半分钟。

（2）横擦骶部八髎穴，以微有热感为度。

5. 肝气郁结

（1）按、揉章门、期门，每穴约 1 分钟，以酸胀为度。

（2）斜擦两胁，手法轻柔，以微有热感为度。

6. 无全身症状

（1）第 2 腰椎做旋转扳法，再按揉长强穴，在酸胀得气后持续 2 分钟。

（2）直擦背部督脉，以任脉透热为度。横擦骶部次髎、中髎，以热度透达下肢为度。

（三）治疗原则

以温肾壮阳为原则。心脾亏虚者要益气健脾，宁心安神；恐惧伤肾者宜益肾安神宁心；痰湿内阻者宜健脾燥湿化痰；湿热下注者宜清热利湿；肝气郁结者宜疏肝解郁；无全身症状者宜温通经络。

二、手法简介

推拿治疗的手法较多，本节主要介绍上面提到过的治疗阳痿的常用手法。

（一）按法

按法属于挤压类手法。按法有指按法和掌按法两种。用拇指端或指腹按压体表，称指按法。用单掌或双掌，也可用双掌重叠按压体表，称掌按法。

按法操作时着力部位要紧贴体表，不可移动，用力要由轻而重，不可用暴力猛然按压。

按法在临床上常与揉法结合应用，组成"按揉"复合手法。指按法适应于全身各部位穴位；掌按法用于腰背部和腹部。本法具有放松肌肉，开通闭塞，活血止痛的作用。

（二）摩法

摩法属摩擦类手法。摩法分掌摩法和指摩法两种。掌摩法是用掌面附着于一定部位上，以腕关节为中心，连同前臂做节律性旋转运动。指按法是用食、中、无名指指面附着于一定的部位上，以腕关节为中心，连同掌、指做节律性的旋转运动。

本法操作时肘关节自然屈曲，腕部放松，指掌自然伸直，动作要缓和而协调。频率每分钟 210 次左右。

本法刺激轻柔和缓，是胸腹、胁肋部常用手法。具有调理气机，消积导滞，调节肠胃蠕动等作用。

（三）揉法

揉法属摆动类手法。揉法分掌揉法和指揉法两种。掌揉法是用手掌大鱼际或掌根吸定于一定部位或穴位上，腕部放松，以肘部为支点，前臂做主动摆动，带动腕部做轻柔和缓的摆动。

本法操作时压力要轻柔，动作要协调而有节律，一般速度每分钟120～160次。

本法轻柔和缓，刺激量小，适用于全身各部位。具有理气导滞，活血祛瘀，消肿止痛等作用。

（四）一指禅推法

一指禅推法属于摆动类手法。用大拇指指端、螺纹面或偏锋着力于一定的部位或穴位上，腕部放松，沉肩，悬腕，肘关节略低于手腕，以肘部为支点，前臂做主动摆动，带动腕部摆动和拇指关节做屈伸运动。腕部摆动时，尺侧要低于桡侧，使产生的"力"持续地作用于治疗部位上。压力、频率、摆动幅度要均匀，动作要灵活，手法频率每分钟120～160次。

操作时，手握空拳，上肢肌肉放松，拇指端自然着力，不可用蛮力下压，拇指要盖住拳眼。拇指端或拇指螺纹面吸定于治疗部位，腕部摆动时拇指端做缓慢直线往返运动，即所谓紧推慢移。

本法接触面积较小，但深透度大，可适用于全身各部穴位。具有舒经活络，调和营卫，祛瘀消积，健胃和脾的功能。

（五）点法

点法属于挤压类手法。有拇指点和屈指点两种。拇指点是用拇指端点压体表。屈指点是屈拇指，用拇指指间关节桡侧点压体表；或屈食指，用食指近侧指间关节点压体表。

本法刺激量大，使用时应根据患者的具体情况和操作部位斟酌用力。常用在肌肉较薄的骨缝处。具有开通闭塞，活血止痛，调整脏腑功能等作用。

（六）擦法（又称平推法）

本法属于摩擦类手法。即用手掌的大鱼际、掌根或小鱼际附着于一定部位，来回进行直线摩擦。

操作时腕关节伸直，使前臂与手接近平行。手指自然伸开，整个手掌要贴于患者体表的治疗部位，以肩关节为支点，上臂主动带动手掌做前后或者上下往返移动，向掌下的压力不宜太大，但推动的幅度要大。用力要稳，动作要连续，呼吸自然，不可进气。频率每分钟 100 ～ 120 次。

本法是一种柔和温热的刺激，具有温通经络、行气活血、消肿止痛、健胃和脾等作用。掌擦法多用于胸胁及腹部；小鱼际擦法多用于肩背腰臀及下肢部；大鱼际擦法在胸腹、腰背、四肢等部位均可使用。

适用本法应注意，治疗部位要暴露，并涂适量的润滑油或配制药膏，既可防止擦破皮肤，又可通过药物的渗透以加强疗效。

（七）扳法

本法属于运动关节类手法。扳法即用双手做相反方向或同一方向扳动肢体的治法。扳法有颈项部扳法、胸背部扳法和腰部扳法等多种。这里主要介绍腰部旋转扳法。

腰部旋转扳法有两种操作方式：直腰旋转扳法，患者坐位，医生用腿夹住患者下肢，一手抵住医生侧的肩后部，另一手从患者另一侧腋下伸入抵住肩前部，两手同时用力做相反方向扳动；弯腰旋转扳法，患者坐位，腰前屈到某一需要角度后，一助手帮助固定患者下肢及盆骨，医生用一手拇指按住需要扳动的部位（向左旋转时用右手），另一手勾住患者项背部（向左旋转时用右手），使其腰部在前屈位时向一侧旋转，旋转至最大限度时，再向相反方向扳动。

本法临床常和其他手法相配合使用，起到相辅相成的作用。具有通筋活络，滑利关节等作用。

第七章　中成药治疗

中成药是中医学治疗疾病的重要手段，历史悠久，品种繁多，使用方便，疗效确切。阳痿的中成药治疗很早就受到医务界重视，所以治疗阳痿的中成药非常丰富。值得注意的是，中成药的使用仍宜以中医的基本理论为指导，以辨证为依据，不可滥用，否则危害匪浅。临床上阳痿患者因不知辨证，滥服中成药，特别是壮阳类中成药，延误病情、加重病情者屡见不鲜。因此，本章将按药物组成、功效、临床运用、制剂与规格、用法与用量、注意事项、配方来源等项目选介临床常用的中成药，以便合理使用。

龙胆泻肝丸

［药物组成］龙胆草、生地黄、泽泻、柴胡、栀子、黄芩、甘草、木通、当归、车前子。

［功效］泻肝利胆，清利湿热。

［临床运用］用于阳痿伴见阴囊潮湿，臊臭坠胀，甚则肿痛，肢体困倦，心烦口苦，大便黏滞，小便短赤，舌质红，苔黄腻，脉滑数等肝胆湿热表现者。

［制剂与规格］水丸剂。100 粒重 6 克。

［用法与用量］口服。每次服 6 ～ 9 克，每日 3 次。

［注意事项］本药味苦性寒，久服易伤脾胃，故脾胃虚弱者不宜久服。

［配方来源］《医宗金鉴》。北京市药品标准（1980 年）。

二陈丸

［药物组成］陈皮、半夏（制）、茯苓、甘草。

［功效］健脾理气，和胃化痰。

［临床运用］用于阳痿伴见脘腹胀痛，纳呆呕恶，咳嗽痰多，形体肥胖，舌苔白润，脉滑等痰湿内阻表现者。

［制剂与规格］水丸剂。50 粒重 3 克，500 粒 1 袋装。

［用法与用量］口服。每次 6～9 粒，每日 3 次，空腹温开水送服。

［注意事项］凡阴虚所致之燥痰、血痰等忌用。

［配方来源］《太平惠民和剂局方》。《中华人民共和国药典》（1977 年版）。

竹沥膏

［药物组成］竹沥油、饴糖。

［功效］清热涤痰。

［临床运用］用于痰热内阻之阳痿。症见阳痿伴见咳嗽痰黄，心烦，口苦口干，舌质红，苔黄腻，脉滑数。

［制剂与规格］膏剂。每瓶 500 克。

［用法与用量］口服。每次 30 克，每日 2～3 次，温开水送服。

［注意事项］本品性寒质滑，寒痰及脾虚便溏者禁用。

［配方来源］《本草经集注》。天津市药品标准（1981 年）。

蛇胆陈皮末

［药物组成］蛇胆汁、陈皮、朱砂、僵蚕、琥珀、地龙。

［功效］清热化痰，祛瘀通络。

［临床运用］用于阳痿伴见咳嗽痰黄稠，少腹或阴茎疼痛，舌暗或有瘀斑瘀点，苔腻脉涩等痰热瘀血互结之表现者。

［制剂与规格］散剂。每瓶 0.6 克装。

［用法与用量］口服。每次 0.3～0.6 克，每日 2～3 次。

［配方来源］江苏省药品标准（1979 年）。

竹沥化痰丸

［药物组成］竹沥水、黄芩、陈皮、半夏、金礞石、沉香、熟大黄、白

术、甘草。

[功效] 清热豁痰，理气开郁。

[临床运用] 用于痰热内阻，气机郁滞所致之阳痿。症见阳痿伴见咳嗽痰黄稠，心烦口苦，胸闷不舒，少腹及睾丸胀痛，舌红，苔黄腻，脉弦滑等痰热气滞表现者。

[制剂与规格] 水丸。50 粒重 3 克。

[用法与用量] 口服。每次 6 克，每日 1 ～ 2 次。

[注意事项] 忌气恼及辛辣、肥甘厚味饮食。

[配方来源]《杂病源流犀烛》。天津市药品标准（1978 年）。

逍遥丸

[药物组成] 柴胡、当归、白芍、炒白术、茯苓、炙甘草、薄荷、煨姜。

[功效] 疏肝理气，养血健脾。

[临床运用] 用于肝郁脾虚所致之阳痿。症见阳痿伴有胸胁胀痛，情志抑郁，食少腹胀，头晕目眩，舌淡，苔薄，脉弦而虚等肝郁脾虚之象者。

[制剂与规格] 水丸。50 粒重 3 克。

[用法与用量] 口服。每次服 6 ～ 9 克，每日 3 次，空腹温开水送服。

[注意事项] 忌辛辣、生冷食物。

[配方来源]《太平惠民和剂局方》逍遥散原方。《中华人民共和国药典》（1985 年版）。

丹栀逍遥丸

[药物组成] 柴胡、当归、白芍、茯苓、炒白术、甘草、薄荷、牡丹皮、炒栀子、陈皮。

[功效] 疏肝清热，理气健脾。

[临床运用] 用于肝郁脾虚兼有郁热所致之阳痿。症见阳痿伴有胸胁胀痛，食少腹胀，急躁易怒，口燥咽干，舌红，苔薄黄，脉弦数等肝郁化热表现者。

[制剂与规格] 水丸剂，每袋内装 18 克；蜜丸剂，每丸 6 克。

[用法与用量] 口服。水丸每次 6 ～ 9 克，蜜丸每次 1 丸，每日 2 次。

温开水送服。

　　[注意事项] 凡虚寒者忌服。

　　[配方来源]《太平惠民和剂局方》逍遥丸加味。福建省药品标准（1977 年）。

四逆散

　　[药物组成] 柴胡、白芍、枳实、甘草。

　　[功效] 疏肝理气。

　　[临床运用] 用于肝郁气滞所致之阳痿。症见阳痿伴有情志抑郁，胸胁胀痛，善太息，脉弦等肝郁气滞表现者。

　　[制剂与规格] 散剂。每包 9 克装。

　　[用法与用量] 口服。每次 4.5 ～ 9 克，1 日 2 次，温开水送服。

　　[注意事项] 肝血虚者不宜用。

　　[配方来源]《伤寒论》。福建省药品标准（1981 年）。

茴香橘核丸

　　[药物组成] 茴香（盐制）、橘核（盐制）、肉桂、荜茇、吴茱萸（制）、乌药、荔枝核、木香、川楝子、延胡索（醋制）、枳壳（麸炒）、厚朴（姜制）、桃红、海藻、昆布、关木通。

　　[功效] 温肝散寒，祛瘀除湿。

　　[临床运用] 用于寒湿阻滞肝脉所致之阳痿。症见阳痿伴有小腹牵引睾丸及阴茎疼痛，舌淡，苔白，脉弦紧，寒湿阻滞肝脉表现者。

　　[制剂与规格] 水丸剂，每袋 9 克（约 150 粒）。

　　[用法与用量] 口服。每次 1 袋，1 日 2 次，空腹时温酒或淡盐汤送服。

　　[配方来源]《天津中成药规范》（1978 年）。

血府逐瘀丸

　　[药物组成] 当归、生地、桃仁、红花、枳壳、赤芍、柴胡、川芎、桔梗、甘草、牛膝。

　　[功效] 活血化瘀、理气。

［临床运用］用于瘀血阻滞宗筋所致之阳痿。症见阳痿伴有胸肋或少腹等部位刺痛，唇舌色暗、脉涩等瘀血内阻表现者。

［制剂与规格］蜜丸剂。每丸重9克。

［用法与用量］口服。每次1丸，1日2次，温开水或姜汤送下。

［注意事项］本药祛瘀作用较强，非确有瘀血者忌用。

［配方来源］《医林改错》。黑龙江省药品标准（1980年）。

右归丸

［药物组成］熟地黄、川附子、肉桂、山萸肉、菟丝子、鹿角胶、枸杞子、当归、杜仲炭。

［功效］温补肾阳。

［临床运用］用于肾阳虚衰所致之阳痿。症见阳痿伴有腰膝酸软，畏寒肢冷，耳鸣发脱，牙齿松动，形体瘦弱，短气乏力，舌淡胖润，或有齿痕，脉沉细尺弱等。

［制剂与规格］蜜丸剂。每丸重9克。

［用法与用量］口服。成人每次服1丸，每日3次。

［注意事项］忌生冷饮食。阴虚火旺者忌用。

［配方来源］《景岳全书》。北京市药品标准（1980年）。

全鹿丸

［药物组成］全鹿干、锁阳（酒炒）、党参、生地黄、牛膝（炒）、熟地黄、楮实子、菟丝子、山药、补骨脂（盐水炒）、枸杞子（盐水炒）、川芎（酒炒）、肉苁蓉、当归（酒炒）、巴戟天、甘草（炙）、天门冬、五味子（蒸）、麦冬、白术（炒）、覆盆子、杜仲（盐水炒）、芡实、花椒、茯苓、陈皮、黄芪、小茴香（酒炒）、续断（盐水炒）、青盐、秋石、葫芦巴（酒炒）、沉香。

［功效］壮阳滋阴，益气养血。

［临床运用］用于阴阳气血并损所致之阳痿。症见阳痿伴有遗精，头晕耳鸣，目暗，精神委顿，腰膝酸软，自汗盗汗，阴寒腹痛等。

［制剂与规格］蜜丸剂，每丸重9克。亦有小蜜丸如绿豆大，瓶装

250 克。

　　[用法与用量]口服。每次 9 克，每日 2 次。白开水或淡盐汤送服，冬季温酒或姜汤送服亦可。

　　[注意事项]忌生冷食物。感冒发烧及体实者忌用。

　　[配方来源]《景岳全书》。福建省药品标准（1981 年）。

龟龄集散

　　[药物组成]石燕、盐补骨脂、大青盐、制附子、海马、枸杞子、炒莱菔子、麻雀脑、炒槐角、急性子、黑芝麻、红参（去芦）、墨旱莲、当归、牛膝、肉苁蓉、锁阳、穿山甲（用代用品）、炒莲子肉、生地、熟地、鹿茸（去毛）、巴戟天、天门冬、丁香、地骨皮、蜜甘草、蜻蜓（去翅足）、朱砂。

　　[功效]益肾填精，补气养血。

　　[临床运用]用于命门火衰，肾精不足，气血亏损所致之阳痿。症见阳痿伴见遗精，精气清冷，阴寒腹痛，腰膝酸软，盗汗失眠，头眩等。

　　[制剂与规格]散剂。

　　[用法与用量]口服。每次 0.3～0.6 克，每日 1 次，温开水或淡盐汤送下。

　　[注意事项]体质素壮者慎用。

　　[配方来源]《集验良方》。河南省药品标准（1983 年）。

三肾丸

　　[药物组成]鹿肾、狗肾、驴肾、鹿茸、淫羊藿（羊油制）、附子（制）、肉桂、枸杞子、补骨脂（盐水制）、龟甲（醋炙）、沙蒺藜（盐水炒）、菟丝子、杜仲（盐水炒）、山萸肉（酒蒸）、熟地黄、鱼鳔（烫）、当归、阿胶、人参、黄芪、白术、茯苓。

　　[功效]温补肾阳，滋肾填精，补养气血。

　　[临床运用]用于命门火衰，肾精不足，气血亏虚所致之阳痿。症见阳痿伴有面色㿠白，头晕目眩，精神倦怠，腰膝酸软，肢冷畏寒，舌质淡，苔薄白，脉沉细等。

　　[制剂与规格]蜜丸剂。每丸重 9 克。

［用法与用量］口服，每次 1 丸，每日 2 次，空腹淡盐汤或温开水送下。

［注意事项］忌生冷。

［配方来源］《全国中成药处方集》（1965 年）。吉林省药品标准（1982 年）。

左归丸

［药物组成］熟地、山药、山茱萸、鹿角胶、龟甲胶、枸杞子、菟丝子、怀牛膝。

［功效］补肾滋阴。

［临床运用］用于肾阴亏虚，宗筋失养所致之阳痿。症见阳痿伴有腰膝酸软，头晕目眩，骨蒸潮热，盗汗遗精，手足心热，口干舌燥，舌质红，脉细数等。

［制剂与规格］水蜜丸。每 3 克 40 粒，250 克 1 袋装。

［用法与用量］口服，每次 9 克，每日 3 次。空腹温开水送服。

［注意事项］脾胃虚寒，大便溏薄者慎服。

［配方来源］《证治准绳》。《中华人民共和国药典》（1977 年版）。

大补阴丸

［药物组成］熟地、龟甲（沙烫醋淬）、猪脊髓、黄柏（盐炒）、知母（盐炒）。

［功效］滋阴降火。

［临床运用］用于阴虚火旺所致之阳痿。症见阳痿伴有骨蒸潮热，遗精盗汗，五心烦热，口咽干燥，舌红少苔，脉细数者。

［制剂与规格］蜜丸。每丸重 9 克。

［用法与用量］口服。每次 1 丸，每日 2 ～ 3 次，淡盐汤或温开水送下。

［注意事项］忌食辛辣食物；脾胃虚弱，食少便溏者慎用。

［配方来源］《丹溪心法》原名大补丸。浙江省药品标准（1982 年）。

归脾丸

［药物组成］党参、白术、茯苓、黄芪、当归、龙眼肉、酸枣仁、远志、

甘草、木香、大枣。

[功效]益气健脾、补血养心。

[临床运用]用于心脾气血双亏所致之阳痿。症见阳痿伴有心悸怔忡，失眠健忘，纳呆便溏，气短乏力，面色无华，舌淡，苔薄白，脉沉细弱者。

[制剂与规格]有小蜜丸、大蜜丸和浓缩丸三种。小蜜丸每瓶 125 克；大蜜丸每丸重 10 克；浓缩丸每 8 丸相当于生药 3 克。

[用法与用量]口服。每次 10 克，每日 3 次，温开水空腹送下。

[注意事项]忌过劳及思虑过度。

[配方来源]《济生方》。《中华人民共和国药典》(1977 年版)。

参桂鹿茸丸

[药物组成]人参、肉桂、炙黄芪、陈皮、续断、枸杞子、鹿茸、肉苁蓉、制远志、炒白芍、炒白术、熟地黄、茯苓、党参、当归、炙甘草。

[功效]益气壮阳，养血填精。

[临床运用]用于气血两亏，肾气不足所致之阳痿。症见阳痿伴有头晕目眩，腰膝酸软，体倦乏力，精神衰败，心悸气短，记忆力衰退。

[制剂与规格]蜜丸，每丸重 9 克。

[用法与用量]口服。每次 9 克，每日 2 ～ 3 次。空腹淡盐汤或温开水送下。

[注意事项]无气血双亏见症者不宜食用。

[配方来源]黑龙江省药品标准（1982 年）。

龟鹿补肾丸

[药物组成]龟甲胶（炒）、鹿角胶、生地、熟地、山药、泽泻、茯苓、首乌（制）、黄精、玉竹、天冬、当归、川芎（制）、龙眼肉、鹿角（制）、肉苁蓉（制）、锁阳（制）、巴戟天（制）、狗脊、牛膝、续断、大青盐、芡实、菟丝子（制）、覆盆子、沉香、五味子、党参（制）、白术（制）、木香、陈皮、炙甘草。

[功效]益肾养肝，填精补髓。

[临床运用]用于肝肾不足，精血亏虚所致之阳痿。症见阳痿伴有腰膝

酸软，头晕耳鸣，梦遗滑精，神疲形瘦，发脱齿摇等。

　　［制剂与规格］水蜜丸，15粒重1克。

　　［用法与用量］口服。每次10克，每日2～3次。

　　［注意事项］感冒发热者忌服。

　　［配方来源］广东省药品标准（1978年）

五子衍宗丸

　　［药物组成］枸杞子、菟丝子、覆盆子、五味子、车前子。

　　［功效］益肾补精。

　　［临床运用］用于肾精不足，肾气亏损所致之阳痿。症见阳痿伴有头晕目眩，腰膝酸软，精神疲惫，小便频数清长，或遗尿，发脱齿摇，舌淡，脉沉细。

　　［制剂与规格］蜜丸。每丸重9克。

　　［用法与用量］口服。每次服1丸，每日2～3次。

　　［注意事项］禁生冷、辛辣等刺激性食物。

　　［配方来源］《丹溪心法》。浙江省药品标准又称此方为"五子补肾丸"。北京市药品标准（1980年）。

龟鹿二胶丸

　　［药物组成］龟甲胶、鹿角胶、熟地、山茱萸、山药、泽泻（盐浸麸炒）、茯苓、牡丹皮、附片（砂烫）、肉桂、巴戟天、枸杞子、麦冬、当归、白芍、续断、杜仲（盐炒）、补骨脂（盐炒）、五味子、芡实。

　　［功效］温肾壮阳，填精补髓。

　　［临床运用］用于肾阴不足，精血亏损所致之阳痿。症见阳痿伴有畏寒肢冷，腰膝酸软冷痛，神疲羸瘦，早泄滑精，夜尿频多，舌淡苔白，脉沉细无力。

　　［制剂与规格］水蜜丸，每10粒重1克；大蜜丸，每丸重9克；小蜜丸，每10粒重5克。

　　［用法与用量］口服。水蜜丸每次6克，大蜜丸每次1丸，小蜜丸每次20粒，每日2～3次。

［注意事项］感冒者慎服。

［配方来源］四川省药品标准（1976 年）。

参茸卫生丸

［药物组成］人参、鹿茸、肉苁蓉、龙眼肉、锁阳、何首乌、琥珀、酸枣仁、当归、杜仲炭。

［功效］温肾健脾，补气壮阳。

［临床运用］用于肾精不足，脾肾阳虚所致之阳痿。症见阳痿伴有畏寒肢冷、腰膝酸软，或遗精早泄，精气清冷，头晕耳鸣，小便清长，大便便溏，舌淡苔白，脉沉。

［制剂与规格］蜜丸剂。每丸重 9 克。

［用法与用量］口服。每次 1 丸，每日 2 次，空腹温开水送下。

［注意事项］忌气恼劳碌，忌生冷。

［配方来源］江西省药品标准（1983 年）。

参茸酒

［药物组成］鹿茸、人参、怀牛膝、肉苁蓉、熟地、菟丝子、制附子、黄芪、五味子、茯苓、山药、当归、龙骨、远志、红曲。

［功效］温肾壮阳，逐寒通络。

［临床运用］用于肾阳不足，阴寒凝滞所致之阳痿。症见阳痿伴有畏寒肢冷，腰膝冷痛，阴囊湿冷，滑精，面色㿠白，神疲乏力，舌淡苔白，脉沉细等。

［制剂与规格］酒剂。每瓶 250 毫升。

［用法与用量］口服。每次 6 ～ 9 毫升，每日 2 次，温服。

［注意事项］发热者忌用。

［配方来源］黑龙江省药品标准（1980 年）

参茸多鞭酒

［药物组成］红人参、鹿茸、巴戟天、补骨脂、菟丝子、枸杞子、阳起石、肉桂、附子、熟地、砂仁、石燕、地骨皮、杜仲、甘草、公丁香、千家

雀、淫羊藿、海马、天门冬、锁阳、川牛膝、大青盐、硫黄、韭菜子、驴鞭、狗鞭、貂鞭、牛鞭、刺猬皮、肉苁蓉、高粱酒、白糖。

　　［功效］温肾壮阳，填精补髓。

　　［临床运用］用于肾气不足，精髓亏虚所致之阳痿。症见阳痿伴有畏寒肢冷，神疲乏力，腰酸背痛，面色苍白，舌质淡嫩，苔白，脉沉尺伏等。

　　［制剂与规格］酒剂。每瓶 500 毫升。

　　［用法与用量］口服。成人每次 10 ～ 15 毫升，每日 3 次。

　　［注意事项］阴虚火旺者不宜使用。

　　［配方来源］辽宁省药品标准（1976 年）。

第八章 饮食治疗

饮食疗法是中医学独具特色的治病养身方法。饮食资源丰富，品种繁多；以膳为药，味美可口，易于服食，无毒副作用；有病者可以治病，无病者可以防病养生。阳痿患者多病程冗长，对饮食治疗具有广泛的适用性。本章将治疗阳痿常用的食疗方按其性状予以分类介绍，供临床选用。

第一节 汤食类

人参鹿茸汤

[功效] 温阳补肾，填精。

[配方] 人参、黄芪、芡实、枸杞子各5克，白术、茯苓、肉苁蓉、肉桂、白芍、益智仁、仙茅、泽泻、酸枣仁、怀山药、远志、当归、菟丝子、怀牛膝、淫羊藿、生姜各3克，鹿肉250克，葱、胡椒面、食盐各适量。

[制法] 先将鹿肉除去筋膜，洗净，入沸水汆一下，捞出切成3厘米左右小块，把骨头拍破待用。将以上中药用袋装好扎口，把鹿肉、鹿骨放入大铝锅内，再放入药袋，加水适量，放入葱、生姜、胡椒面、食盐。将铝锅先用武火烧沸，除去泡沫，改用文火煨炖3小时，煮烂即可。

[服法] 可分餐食用，吃肉、喝汤。半月后再食1料。

[运用] 用于肾阳虚衰之阳痿。

[来源]《大众药膳》。

木耳汤

〔功效〕补肾填精。

〔配方〕白木耳 30 克，鹿角胶 7.5 克，冰糖 15 克。

〔制法〕将白木耳用温水泡发，除去杂质，洗净，放砂锅内，加水适量，用慢火煎熬，待木耳熟透时，加入鹿角胶和冰糖，使之烊化，和匀，熬透即成。

〔服法〕分次或 1 次食用。

〔运用〕用于肾虚精亏之阳痿。

〔来源〕《御药院方》。

双鞭壮阳汤

〔功效〕温肾壮阳，补精益髓。

〔配方〕枸杞子、菟丝子、狗鞭各 1 克，肉苁蓉 6 克，牛鞭、羊肉各 100 克，母鸡肉 50 克，花椒、老生姜、料酒、味精、猪油、食盐各适量。

〔制法〕先将牛鞭加水发胀，去净表皮，顺尿道对剖成 2 块，用清水洗净，再用冷水漂 3 分钟。将狗鞭用油砂炒酥，用温水浸泡约 30 分钟刷洗洁净。将羊肉洗净后，再放入沸水锅内汆去血水，捞入凉水中漂洗待用。把牛鞭、狗鞭、羊肉放入铝锅内，加清水烧开，除去浮沫，放入花椒、老生姜、料酒和母鸡肉，再烧沸后，改用文火煨炖，至六成熟时，用洁净纱布滤去汤中的花椒和老生姜，再置火上，将菟丝子、肉苁蓉、枸杞子用纱布袋装好放入汤中继续煨炖，至牛鞭、狗鞭酥烂时，即将牛鞭、狗鞭、羊肉捞出，将牛鞭、狗鞭、羊肉和鸡肉切成小块装碗，药包不用，加味精、食盐和猪油调味而成。

〔服法〕吃肉喝汤。即可单食，亦可佐餐。

〔运用〕用于肾阳虚衰之阳痿。

〔来源〕《大众药膳》。

羊外肾汤

〔功效〕补肾壮阳。

［配方］鲜羊外肾 1 对，猪骨头汤 1 碗，猪脊髓 1 副，花椒 10 粒，胡椒少许，生姜末 1 撮，葱白 2 根，芫荽末 1 撮，食盐适量。

［制法］先将羊外肾剖开，去筋膜，洗净，切成薄片。把熬好的猪骨头浓汤加入花椒、胡椒末、食盐、生姜末、葱白，一齐放入锅里文火烧沸，把切成 3 厘米 1 段的猪脊髓投入，约煮 15 分钟，再投入羊外肾片，同时改用武火，约 3 分钟，倒入碗中，撒上芫荽末即成。

［服法］喝汤吃肉。

［运用］用于肾阳虚衰，肾精不足之阳痿。

［来源］《气功药饵疗法与救治偏差手术》。

鸡鸭肾猫耳绒汤

［功效］补肾助阳。

［配方］鸡肾、鸭肾各 10 枚，猫耳朵 30 个，猪骨头浓汤 1 碗，火腿丝 1 撮，凝粉 1 汤匙，生姜末、葱白末、胡椒、食盐各适量。

［制法］先把鸡、鸭肾洗干净，用沸水烫后取出，轻轻剥去外膜。用面粉发湿，做成 30 个猫耳朵。将熬好的猪骨头浓汤入锅煮沸，先下猫耳朵，煮熟之后即下胡椒末、食盐、火腿丝、鸡鸭肾，混合后约煮 5 分钟。随即放入凝粉，浓缩原汁，使成绒汤，盛入碗里，撒上生姜末、葱白末，调和而成。

［服法］随意食用。

［运用］用于肾虚之阳痿。

［来源］《气功药饵疗法与救治偏差手术》。

味补汤

［功效］温肾健脾，填精补髓。

［配方］海参、燕窝、淡火肉、鳗鱼各等分。

［制法］上药共为粗末，加水熬煮。或加入鲜紫河车 1 具，同煮极烂。

［服法］取汁饮用，任意食之。

［运用］用于素体虚弱，精血亏损之阳痿。

［来源］《不居集》。

泥鳅汤

[功效] 益肾温阳。

[配方] 泥鳅 200 克,虾 50 克。

[制法] 将泥鳅放清水中,滴几滴植物油,每天换清水,让泥鳅吃油及清水,排除其肠道内粪便。将泥鳅和虾共煮,加调味品即成。

[服法] 随意服食。

[运用] 用于肾虚精亏之阳痿。

[来源]《补药和补品》。

复元汤

[功效] 温补肾阳。

[配方] 怀山药 50 克,肉苁蓉 20 克,菟丝子 10 克,核桃仁 2 个,瘦羊肉 500 克,羊脊骨 1 具,粳米 100 克,葱白 3 根,生姜、花椒、八角、料酒、胡椒粉、食盐各适量。

[制法] 将羊脊骨洗净切碎。羊肉洗净,去血水,切成 3 厘米长块。山药、苁蓉、菟丝子、核桃仁共为粗末,用纱布袋装,生姜、葱白切碎。将中药、食物、粳米共放砂锅内,加水适量,大火煮沸,去浮沫,加入花椒、八角、料酒,小火煮烂,加胡椒粉、食盐等调味料即成。

[服法] 吃肉喝汤。

[运用] 用于肾阳不足,肾精亏损之阳痿。

[来源]《大众药膳》。

核桃炖蚕蛹汤

[功效] 温肾益精。

[配方] 核桃肉 150 克,蚕蛹 60 克。

[制法] 先将蚕蛹略炒一下,然后同核桃一起放大碗内加水适量,隔水炖熟。

[服法] 随意食用。

[运用] 用于肾虚精亏之阳痿。

［来源］《家庭食疗手册》。

鲤鱼臕子汤

［功效］温补肾阳。

［配方］雄鲤鱼1条（约500克），干姜、枸杞子各10克，料酒、食盐、味精各适量。

［制法］将鲤鱼开肚，腹中有大堆白色豆腐样物质，称为"鱼臕"，将鱼臕取出，加干姜、枸杞子同煮，煮开后加料酒、食盐，最后加味精适量即成。

［服法］空腹食之，隔日1次，连服5次。

［运用］用于肾虚阳痿。

［来源］《男子健美》。

白羊肾羹

［功效］壮肾暖胃。

［配方］肉苁蓉50克、荜茇、草果、胡椒各10克，陈皮5克，白羊肾2对，羊脂200克，食盐、葱、酱油、酵母面各适量。

［制法］将白羊肾、羊脂洗净，放入铝锅内，中药装入纱布袋放锅中，加水适量，大火煮沸，慢火炖熟，待羊肾熟透，加入葱、盐、酱油、酵母面做羹。

［服法］吃羊肾喝羹。

［运用］用于脾肾两虚之阳痿。

［来源］《饮膳正要》。

蜻蜓浆

［功效］益肾壮阳。

［配方］蜻蜓4只，锁阳、肉苁蓉各15克。

［制法］将蜻蜓去翅足微炒，加入锁阳、肉苁蓉一同煎汤。

［服法］每日1次，连服10天。

［运用］同于肾阳虚阳痿。

［来源］《男子健美》。

佛手姜汤

［功效］疏肝理气。

［配方］佛手 10 克，生姜 2 片，白砂糖适量。

［制法］上 2 味药加水适量，煎汤去渣，加入白砂糖即成。

［服法］分次温服。

［运用］用于肝气郁结之阳痿。

［来源］《食物与治病》。

香橼汤

［功效］理气郁结。

［配方］鲜香橼 2 个，麦芽糖适量。

［制法］取鲜香橼 2 个，切碎放入碗中，加入适量麦芽糖，盖上盖，隔水蒸数小时，以香橼稀烂为度。

［服法］每次 1 匙，早晚各 1 次。

［运用］用于肝郁气滞阳痿。

［来源］《食物与治病》。

第二节　粥食类

羊肉粥

［功效］温补肾阳，和胃健脾。

［配方］羊肉 100 克，粳米 150 克。

［制法］将羊肉洗净，切成碎米。把粳米淘洗干净，入锅加水煮，煮至半熟时，加入羊肉末，搅匀，煮烂即可食用。

［服法］随意服食。

［运用］用于脾肾两虚之阳痿。

［来源］《饮膳正要》。

阳起石牛肾粥

［功效］温肾益精。

［配方］牛肾 1 个，阳起石 30 克，粳米 50 克，食油、食盐、葱白各适量。

［制法］先将牛肾洗净切成小块，把阳起石用 3 层纱布包裹，加水 5 碗煎约 1 小时，取澄清煎液，然后加入牛肾及粳米煮粥，加油盐及葱白调味。

［服法］每日 1 次，连服 5 天。

［运用］用于脾肾阳虚之阳痿。

［来源］《古方饮食疗法》。

鸡肉粥

［功效］补肾壮阳。

［配方］母鸡肉 60 克，粳米 50 克。

［制法］将鸡去毛及内脏，洗净，粳米用水淘洗干净，共加水煮粥，熟透即成。

［服法］随意服食。

［运用］用于脾肾两虚之阳痿。

［来源］《验方》。

鱼胶糯米粥

［功效］补肾益精。

［配方］鱼鳔胶 30 克，糯米 50 克。

［制法］先用糯米煮粥，煮至半熟，放入鱼鳔胶，一同煮熟和匀，不时搅动，以防黏滞锅底。

［服法］每 2 天服 1 次，连服 10 次。

［运用］用于肾精不足之阳痿。

［来源］《医学从众录》。

枸杞子粥

［功效］补肾益精。

［配方］枸杞子 60 克，粳米 120 克。

［制法］将枸杞子洗净，拣去杂质，把粳米淘洗干净，下锅煮至半熟，倒入枸杞子一同煮熟即可。

［服法］随意服食。

［运用］用于肾阳不足之阳痿。

［来源］《滋补中药保健菜谱》。

韭菜子粥

［功效］补肾壮阳。

［配方］韭菜子 30 克，粳米 90 克。

［制法］先将韭菜子洗净，晒干，微炒一下，研成粉，把粳米用水洗净，加水煮，煮至半熟时，加入韭菜子粉，搅匀即可。

［服法］随意食用。

［运用］用于肾阳不足之阳痿。

［来源］《千金要方》。

锁阳粥

［功效］兴阳固精。

［配方］锁阳 30 克，粳米 50 克。

［制法］将锁阳洗净、切碎，加粳米及适量清水，煮粥调味即成。

［服法］随意食用，锁阳可不吃。

［运用］用于肾虚阳痿。

［来源］《本草求真》。

鹿角胶粥

［功效］温补脾肾。

［配方］鹿角胶 15 ～ 20 克，粳米 100 克，生姜 3 片。

［制法］先煮粳米做粥，煮沸后加入鹿角胶、生姜同煮为稀粥即可。

［服法］随意服食。

［运用］用于脾肾阳虚之阳痿。

［来源］《本草纲目》。

梅花粥

［功效］疏肝理气。

［配方］白梅花 5 克，生姜汁 1 匙，粳米 50 ～ 100 克。

［制法］先煮粳米粥，待粥将成时加入白梅花、生姜汁，同煮片刻即成。

［服法］分 2 次空腹温热食用。

［运用］用于肝气郁结之阳痿。

［来源］《山家清供》。

薤白粥

［功效］理气化痰。

［配方］薤白 10 克，粳米 50 ～ 100 克。

［制法］将上 2 味药洗净，加水适量，共煮为稀粥。

［服法］分次温食。

［运用］用于气郁痰阻之阳痿。

［来源］《饮食辩录》。

小麦粥

［功效］养肝健脾。

［配方］小麦 30 ～ 60 克，粳米 100 克，大枣 5 枚。

［制法］先将小麦洗净，加水煮熟，捞去小麦取汁，再加入粳米、大枣同煮成粥。或将小麦捣碎，同粳米、大枣一同煮粥。

［服法］随意温食。

［运用］用于肝郁脾虚之阳痿。

［来源］《饮食辩录》。

龙眼肉粥

［功效］健脾养心，安神定志。

［配方］龙眼肉 15 克，莲子 15 克，红枣 5 枚，糯米 100 克。

［制法］先煎龙眼肉、红枣，取汁去渣，再与莲子、糯米共煮为稀粥。

［服法］分 2 次温食。

［运用］用于惊恐伤肾之阳痿。

［来源］《食物与治病》。

熟地山药粥

［功效］益肾健脾，养心安神。

［配方］熟地 15～20 克，山药 30 克，茴香 3 克，茯苓 20 克，粳米 100 克，红糖适量。

［制法］先将药物煎取汁，去渣，与粳米同煮成稀粥，调入红糖。

［服法］分次温食。

［运用］用于心脾两虚之阳痿。

［来源］《百病饮食自疗》。

薏苡仁粥

［功效］清热利湿。

［配方］薏苡仁 60 克，粳米 50 克。

［制法］先煮薏苡仁，沸后加入粳米，共煮成粥。

［服法］分次温食。

［运用］用于湿热下注之阳痿。

［来源］《百病饮食自疗》。

加味生地黄粥

［功效］滋阳清热利湿。

［配方］生地汁约 50 毫升（或干地黄 60 克），薏苡仁 30 克，粳米 100 克，生姜 2 片。

［制法］用生地黄汁 50 毫升（鲜生地适量，洗净后切段，榨汁），或用干地黄 60 克，煎取药汁。先用粳米与薏苡仁，加适量水煮粥，沸后入地黄汁和生姜，煮成稀粥。

［服法］分次温食。

［运用］用于阴虚兼湿热下注之阳痿。

［来源］《二如亭群芳谱》。

加味车前叶粥

［功效］清热利湿。

［配方］新鲜车前叶 30 ～ 60 克，莲子心 1 克，葱白 1 根，粳米 50 ～ 100 克。

［制法］将车前叶洗净切碎，同葱白煮汁后去渣，然后放莲子心与粳米同煮粥。

［服法］分 2 次食用，可连用 5 ～ 7 天。

［运用］用于湿热下注之阳痿。

［来源］《百病饮食自疗》。

薏苡仁萆薢粥

［功效］清利湿热。

［配方］薏苡仁 30 克，萆薢 6 ～ 10 克，粳米 100 克，冰糖适量。

［制法］先将萆薢煎汁去渣，再与薏苡仁、粳米同煮粥，粥熟调入冰糖，稍煮片刻即可。

［服法］温食即可。

［运用］用于湿热下注之阳痿。

［来源］《百病饮食自疗》。

栀仁莲子粥

［功效］清热利湿。

［配方］栀子仁 3 ～ 5 克，莲子心 10 克，粳米 50 ～ 100 克。

［制法］将栀子仁碾成细末，先煮粳米、莲子心，待粥将成时，调入栀

子末稍煮即可。

[服法] 加白糖适量，随意温食。

[运用] 用于湿热下注之阳痿。

[来源]《百病饮食自疗》。

第三节　糕点类

羊肉馅饼

[功效] 补肾温阳。

[配方] 羊肉 200 克，面粉 200 克，酱油、葱、盐、料酒、食油等各适量。

[制法] 将面粉加水和成面团，500 克面需加水 180 克。将羊肉切成末，用酱油、葱、盐、料酒拌成肉馅。把和好的面分成若干块，擀成圆薄饼，将肉馅铺在上面，卷成螺旋形盘好，用手压扁，轻轻擀薄。刷油放入烤锅，烙至两面呈金黄色熟透即成。

[服法] 随意服食。

[运用] 用于肾虚阳痿。

[来源]《吃》。

药烧饼

[功效] 温肾壮阳。

[配方] 羊肉 500 克，肉苁蓉 120 克，附片 30 克，干姜、诃子、芜荑各 15 克，胡椒、荜茇各 0.3 克，面粉适量。

[制法] 先将羊肉洗净去血水，细切。上药共为细末，加肉末，和匀为馅。用面粉加水揉成面团，切成小块，制成饼皮，加馅做成饼，烤至两面呈金黄色熟透即成。

[服法] 随意服食。

[运用] 用于肾阳不足之阳痿。

［来源］《太平圣惠方》。

麻雀肉饼

［功效］补肾壮阳。

［配方］麻雀 10 只，瘦猪肉 120 克，面粉、酱油、白糖、料酒、葱、食油等各适量。

［制法］将麻雀去头、脚、毛及内脏，把猪肉洗净剁至半碎时加入雀肉同剁成泥，用酱油、白糖、料酒、葱各适量拌成肉馅。面粉加水和成面团，切成小块，制成饼皮，包馅成饼，刷油，放入烤锅，烙至两面呈金黄色熟透即成。

［服法］随意服食。

［运用］用于脾肾虚寒之阳痿。

［来源］《家庭食疗手册》。

鸡肉馄饨

［功效］补肾助阳。

［配方］鸡肉 150 克，酱油、料酒、葱、胡椒、面粉等各适量。

［制法］先取鸡肉，切成肉末，加酱油、料酒、葱、胡椒各适量，制成鸡肉馅。用面粉加水做成馄饨皮，包馅煮熟即成。

［服法］随意服食。

［运用］用于肾虚之阳痿。

［来源］《家庭食疗手册》。

韭菜饺

［功效］补肾温阳。

［配方］韭菜 750 克，羊里脊肉 200 克，干金针菜 30 克，黑木耳 15 克，冬笋 90 克，酱油、食盐、生姜末、黄酒、面粉各适量。

［制法］先把羊肉、韭菜切成细末，放入大碗内，加入酱油、食盐、黄酒、生姜，金针菜和黑木耳均用温水发开，洗净切成末，冬笋也切成末。全部和匀，再逐渐加入清水，不断搅拌，边拌边加水，至馅把水吸收而又不流

为准。将面粉做成饺皮，包上馅，蒸熟或煮熟均可。

〔服法〕随意食用。

〔运用〕用于肾阳虚弱之阳痿。

〔来源〕《气功药饵疗法与救治偏差手术》。

栗子糕

〔功效〕补脾益肾。

〔配方〕生板栗500克，白糖250克。

〔制法〕将栗子加水煮熟，剥去皮，再蒸半小时，加入白糖，研成泥。用啤酒瓶盖为模，把栗泥压成饼状即成。

〔服法〕随意服食。

〔运用〕用于肾虚脾弱之阳痿。

第四节　菜肴类

东坡羊肉

〔功效〕温肾壮阳。

〔配方〕羊肉240克，土豆、胡萝卜各4克，酱油60克，料酒6克，糖4.5克，大葱9克，生姜3克，大料0.5克，花椒0.75克，植物油120克，大蒜数瓣。

〔制法〕把羊肉切成小块；土豆、胡萝卜刮去外皮，切成菱角形的块。把大炒勺放在旺火上，倒入植物油，烧到油见烟时，把羊肉块放入，约炒5分钟，肉变金黄色时捞出，再把切好的土豆、胡萝卜放入油勺中，炸到金黄色时捞出，倒去余油。把砂锅放在微火上，倒入炒好的羊肉块，加入清水，然后把酱油、葱、蒜、姜、花椒、大料、料酒、糖一并放入，一直煨到肉烂（约2小时），再放入炸过的土豆、胡萝卜，一起再煨5分钟。

〔服法〕佐餐食用。

〔运用〕用于肾阳虚弱之阳痿。

［来源］《中国名菜谱》。

白汁鳜鱼

［功效］补肾益气。

［配方］鳜鱼500克左右，熟火腿、虾仁、水发冬菇各15克，调料适量。

［制法］将鳜鱼开肚，去鳞和内杂等，投入沸水烫一下捞出，刮去肚内黑衣，用水洗净，用刀在鱼背厚肉处做十字形花刀。熟火腿、冬菇分别切成小豆子丁。虾仁用盐拌和，蛋清均匀粘在虾仁上，洒上适量干淀粉，拌匀，入油锅，断生后及时出锅，颜色白净。把鱼放在浅汤盆中，加入黄酒、盐、胡椒粉、葱、姜、猪油，放蒸锅中，旺火蒸15分钟，拣去葱姜。把鳜鱼蒸下来的卤汁倒入炒锅中，在旺火上加入冬菇、青豆，火腿片、虾仁、猪脚爪白汤60克烧滚，加入味精，少量湿淀粉着成薄芡，放入鸡油，出锅浇在鱼面上。

［服法］随意佐餐食用。

［运用］用于肾精亏损之阳痿。

［来源］《菜肴烹制技术》。

冬虫夏草炖老鸭

［功效］补虚助阳。

［配方］冬虫夏草10克，老雌鸭1只，料酒、生姜、香葱、胡椒面、食盐各适量。

［制法］先将鸭除去内脏及毛，洗净，置砂锅内，冬虫夏草置于鸭腹内，加适量清水，用旺火煮开，撇去浮沫，加食盐、葱、姜、胡椒面、料酒等调好味，用小火煨炖，煮熟即可。

［服法］吃肉喝汤，随意服食。每周1次，连用3次。

［运用］用于肾阳虚弱之阳痿。

［来源］《本草纲目拾遗》。

肉桂炖肥鸽

[功效] 温补肾阳，补益精血。

[配方] 肉桂 2 克，肥鸽 1 只。

[制法] 将鸽宰后去毛及内脏，洗净，加肉桂，加清水适量，放炖盅内加盖，隔水炖熟。

[服法] 饮汤吃肉，隔日一次，可服 10 ～ 20 次。

[运用] 用于肾精亏虚之阳痿。

[来源]《奇难杂症》。

汤煨甲鱼

[功效] 滋阴补精。

[配方] 甲鱼 1 只（约 500 克），鸡汤、秋梨、黄酒、葱末、胡椒末、姜末各适量。

[制法] 先将甲鱼杀死，用八成热的水烫一下，用刀刮去外皮，然后将一层黑皮刮去，将肚皮剪开，去内脏洗净。取锅加水将甲鱼煮烂，用漏勺捞出凉透，拆去鱼骨，切碎，用鸡汤、秋梨、黄酒煨，汤二碗收至一碗起锅，用葱末、胡椒末、姜末掺之即成。

[服法] 佐餐服食。

[运用] 用于精血不足之阳痿。

[来源]《随园食草》。

红烧狗肉

[功效] 温补肾阳。

[配方] 狗肋条肉 1500 克，陈皮 9 克，胡椒 30 粒，川花椒 50 粒，食盐、生姜、葱、白酱油各适量。

[制法] 先将狗肉洗净，去血水，整块放入砂锅内，加食盐、姜、葱、胡椒、花椒、陈皮，放入冷水，以淹没狗肉约三指，加盖，用文火煨烂，取出狗肉切块，再加入原汁原锅内煨烧，加入白酱油，烧透即成。

[服法] 佐餐服食。

［运用］用于肾阳虚之阳痿。

［来源］《气功药饵疗法与救治偏差手术》。

汽锅鸡

［功效］补肾益精。

［配方］肥母鸡 1 只（约 1500 克），熟火腿 60 克，精盐 1.5 克，白糖 1.8 克，味精 0.4 克，生姜 9 克，料酒适量。

［制法］将母鸡去毛和内脏，切成块，火腿切成丁，把鸡块和姜片放在汽锅内，火腿丁放在鸡块上，精盐、料酒、白糖调匀，浇在鸡块上，把汽锅放在水锅内蒸，注意水不要没过汽锅外面两旁的把手，水保持微开，水锅加盖。这样水蒸气可由汽锅底部的孔进入汽锅中，流到鸡块上，即为鸡汤。嫩鸡蒸 3 小时，老鸡 5 小时左右即熟。蒸好后加入味精即成。

［服法］吃肉喝汤。

［运用］用于肾虚精亏之阳虚。

［来源］《中国名菜谱》。

龟鸡胡椒

［功效］补肾壮阳。

［配方］童子鸡一只（约 1000 克），乌龟一只（约 500 克），白胡椒 9 克，红糖 500 克，白酒 1000 克。

［制法］将鸡去毛及内脏，龟去甲。将龟、胡椒、红糖装入鸡腔内，置于砂锅中，加白酒加盖（不再加水），并用泥封固，慢火煨至肉烂为度。

［服法］食肉饮汤，2～3 天内吃完，隔半月后再吃 1 次。

［运用］用于肾虚之阳痿。

［来源］《浙江中医杂志》。

炒鳝鱼丝

［功效］补气益精。

［配方］鳝鱼丝 180 克，芹菜、洋葱、水发玉兰片各 15 克，酱油 21 克，黄酒 4 克，白糖 2 克，味精 0.3 克，湿团粉 12 克，香菜 6 克，高汤、猪油、

花生油各 30 克，胡椒面 0.3 克。

[制法] 将鳝鱼丝切成 0.3 厘米宽、4.5 厘米长的细丝，芹菜、洋葱、水发玉兰片切成 4.5 厘米长的细丝。将花生油倒入炒勺中，在旺火上烧热，放入鳝鱼丝炸半分钟，随即放入洋葱、芹菜和玉兰片丝，炸约 10 秒钟，迅速捞出，倒出余油。接着再把炒勺放在旺火上，加入猪油烧热，放入刚捞出的各种原料炒一下，放入酱油、黄酒、白糖、味精、胡椒面、高汤、湿团粉，再连续翻炒几次，倒入盘内，把香菜末放在盘子的边沿即成。

[服法] 随意佐餐服食。

[运用] 用于肾阳亏损之阳痿。

[来源]《中国名菜谱》。

胡桃仁炒韭菜

[功效] 补肾固精。

[配方] 胡桃仁 60 克，韭菜 150 克，麻油、食盐各适量。

[制法] 将韭菜洗净，切成 3 厘米长，和胡桃仁一起（加麻油）下锅炒熟，用食盐少许调味。

[服法] 佐餐服用。

[运用] 用于肾虚之阳痿。

[来源]《方脉正宗》。

砂锅鱼头豆腐

[功效] 益气生精。

[配方] 花鲢鱼鱼头 500 克，豆腐 300 克，冬笋片 100 克，香菇 10 克，酱油、花生油、料酒、糖、大蒜、味精各适量。

[制法] 先将鱼头用酱油浸 5 分钟。将锅烧热，放入花生油，待油八成热时放入鱼头，煎至两面呈黄色，加入料酒、酱油、糖各适量，再加温开水 0.5 千克，放入豆腐，猛火烧 5 分钟。把鱼头捞出，放入砂锅内，再将豆腐、冬笋片、香菇、汤水一起倒入砂锅内，放入大蒜，慢火熬 10 分钟，然后加入味精轻轻拌匀即成。

[服法] 佐餐。

［运用］用于心脾亏损之阳痿。

［来源］《吃》。

雀卵

［功效］温补肾阳，滋养精血。

［配方］雀卵30个。

［制法］将雀卵洗净，加水煮熟，去壳即可。

［服法］每次1个，1日3次。

［运用］用于肾阳不足，肾精亏损之阳痿。

［来源］《补药与补品》。

清炒虾仁

［功效］温肾壮阳。

［配方］河虾肉500克，鸡蛋白2只，干淀粉9克，盐3克，白汤60克，熟猪油0.5千克，植物油、黄酒、白汤、味精、湿淀粉、麻油、胡椒粉各适量。

［制法］虾仁洗净，沥干水分，先用盐拌和，然后加入蛋白搅拌，使蛋白均匀地粘在虾仁上，再撒上适量干淀粉，和匀，包粘虾仁，不见水形，形似透明薄膜。炒勺置旺火上，用油滑锅后加入熟猪油0.5千克，烧至四成热，倒入虾仁，随即用手勺或筷子拌至粒粒散开，颜色白净，倒入漏勺上沥去油。炒锅置旺火上，放油9克烧热，推入虾仁，加入黄酒、白汤、味精，煮沸时放湿淀粉少许，随即用手勺拌，端锅连翻几次，待卤大部分粘包虾仁后，沿锅边淋入麻油起光、香，出锅装盆，撒上胡椒粉。

［服法］佐餐。

［运用］用于肾虚阳痿。

［来源］《菜肴烹制技术》。

硫黄鸡

［功效］壮阳益气。

［配方］硫黄鸡1只。

［制法］硫黄 90 克，分 15 包，每包 6 克，每日 1 包，拌入饲料中喂公鸡 1 只，15 包吃完后，将此鸡杀死去毛及内杂，加水煮熟即可。

［服法］吃鸡喝汤。

［运用］用于肾阳虚衰之阳痿。

［来源］《张泽生医案医话集》。

熟附煨姜炖狗肉

［功效］温肾壮阳。

［配方］熟附片 15 克，生姜 150 克，蒜头适量，狗肉 500 ～ 1000 克，花生油适量。

［制法］狗肉洗净切碎，生姜煨熟。先将花生油放锅里把蒜瓣稍炒片刻，加水适量，入狗肉、煨姜，附片，共煮 2 小时。

［服法］分餐热食。

［运用］用于肾阳虚衰之阳痿。

［来源］《饮食疗法》。

韭菜炒羊肝

［功效］温肾壮阳。

［配方］韭菜 100 克，羊肝 120 克。

［制法］韭菜洗净切成段，羊肝切片，共入锅炒熟即可。

［服法］佐餐。

［运用］用于肾阳虚阳痿。

［来源］《饮食治疗》。

第五节　酒　类

东北三宝酒

［功效］温肾壮阳，暖腰祛寒。

［配方］貂肾、驴肾、狗肾、海马、鹿茸、红参等 22 味。

［制法］市售成品，制法略。

［服法］每次 20 毫升，每日 3 次，温服。

［运用］用于肾阳不足之阳痿。

［来源］《全国医药产品大全》。

参茸三七酒

［功效］益气补血，养心安神。

［配方］人参 15 克，鹿茸 15 克，三七（熟）150 克，白术 90 克，茯苓 60 克，五味子 90 克，枸杞子 60 克，肉苁蓉 90 克，补骨脂 90 克，麦冬 90 克，巴戟天 60 克，怀牛膝 30 克，白酒 10 升，蔗糖 45 克。

［制法］将上药装大瓶泡酒，封口，7 天后启封饮用。

［服法］每次 10 毫升，每日 2～3 次。

［运用］用于心脾气血不足，肾阳虚弱之阳痿。

［来源］《全国医药产品大全》。

鹿茸三鞭酒

［功效］温阳补肾，益气养血。

［配方］鹿茸 312 克，川椒 250 克，当归 5000 克，杜仲 625 克，肉苁蓉 5000 克，天冬 625 克，地骨皮 125 克，川加皮 2500 克，淫羊藿叶 1875 克，羊鞭 100 克，红杞子 2500 克，白术 1250 克，白芍 1250 克，茯苓 5000 克，黄精 5000 克，怀牛膝 1250 克，首乌 5000 克，补骨脂 1250 克，牛鞭 40 克，狗鞭 100 克。

［制法］上药共制成药酒。

［服法］随意饮用。

［运用］用于肾阳不足，气血亏虚之阳痿。

［来源］《全国医药产品大全》。

鹿茸酒

［功效］补肾温阳益精。

［配方］鹿茸 10 克，山药 30 克。

［制法］鹿茸切片，将二药放净瓶中，用好酒 500 毫升泡，封口，7 天

后启封饮用。

[服法] 每次 30 毫升, 每日 3 次, 空腹服。

[运用] 用于肾阳不足之阳痿。

[来源]《古今图书集成》。

海狗肾酒

[功效] 温肾壮阳, 填精补髓。

[配方] 海狗肾 2 个, 曲 200 克, 糯米 5 千克。

[制法] 将海狗肾酒浸捣烂, 和曲、米, 如常法酿酒。

[服法] 每次 30 毫升, 每日 3 次, 空腹服。

[运用] 用于肾阳虚之阳痿。

[来源]《本草纲目》。

巴戟熟地酒

[功效] 温肾壮阳。

[配方] 巴戟天 60 克, 熟地黄 45 克, 枸杞子 30 克, 制附子 20 克, 甘菊花 60 克, 蜀椒 30 克。

[制法] 将巴戟天去心, 蜀椒去目并闭口炒出汗。上药共捣碎, 盛于净瓶中, 用醇酒 1.5 升浸泡, 封口 5 日后启封。

[服法] 每日 30 毫升, 早晚各 1 次, 空腹温服。

[运用] 用于肾阳久虚之阳痿。

[来源] 民间验方。

枳实助阳酒

[功效] 温肾健脾。

[配方] 枳实 100 克, 鹿茸 10 克, 制附子 60 克, 川牛膝 60 克, 巴戟天 60 克, 石斛 60 克, 炮姜 30 克, 肉桂 30 克, 大枣 60 克。

[制法] 将枳实微炒, 鹿茸涂酥炙去毛, 肉桂去粗皮。上药共捣细, 用纱布包好置净器中, 以醇酒 2 升浸泡, 封口, 8 日后开封去渣备用。

[服法] 每日早晚各 1 次, 每次 10 毫升, 空腹温服。

［运用］用于脾肾阳虚之阳痿。

［来源］民间验方。

助阳酒

［功效］补肾壮阳。

［配方］菟丝子1.5克，熟地1.5克，枸杞子1.5克，沙苑子10克，淫羊藿10克，母丁香10克，远志4克，沉香4克，荔枝7个。

［制法］将上药用白布袋盛，同酒1升浸于净器中，密封。3日后放热水煮15分钟，再放冷水中去火毒，过3周即制成。

［服法］早晚各饮1次，每次40毫升。

［运用］用于肾阳虚之阳痿。

［来源］民间验方。

仙茅酒

［功效］温肾壮阳，祛寒除湿。

［配方］仙茅120克，酒500毫升。

［制法］将仙茅九蒸九晒后，置于净器中，入酒浸泡，封口，7日后启封饮用。

［服法］早晚各1次，每次20毫升，空腹饮。

［运用］用于肾阳虚之阳痿。

［来源］《本草纲目》。

淫羊藿酒

［功效］补肾壮阳。

［配方］淫羊藿250克。

［制法］将药切碎，用白布袋盛，用白酒1升浸泡，密封3日后启封。

［服法］每日3次，每次服30毫升，空腹饮。

［运用］用于肾阳不足之阳痿。

［来源］《本草纲目》。

萆薢酒

〔功效〕祛风除湿，温肾壮阳。

〔配方〕萆薢 30 克，防风 15 克，菟丝子 15 克，杜仲 15 克，黄芪 15 克，菊花 15 克，制附子 15 克，石斛 15 克，生地 15 克，地骨皮 15 克，续断 15 克，金牙石 15 克，石楠 15 克，肉苁蓉 15 克，蜀椒 15 克。

〔制法〕将肉苁蓉酒浸切焙，蜀椒去目并闭口者炒出汗，杜仲去粗皮炒。上 15 味，捣细如麻豆大，白纱布袋盛，置于净器中，用酒 1 升浸泡，14 天后去渣备用。

〔服法〕每日 3 次，每次 30 毫升。

〔运用〕用于肾阳虚弱，寒湿内侵之阳痿。

〔来源〕《本草纲目》。

腽肭脐酒

〔功效〕补肾益精。

〔配方〕腽肭脐 30 克，白酒 500 毫升。

〔制法〕将腽肭脐切细，洗净，装入纱布袋内，扎紧口，放入酒罐中。将白酒倒入酒罐中，盖好盖，泡 7 天即成。

〔服法〕每日 3 次，每次 10 毫升。

〔运用〕用于肾阳虚衰，精气久亏之阳痿。

〔来源〕民间验方。

对虾酒

〔功效〕补肾壮阳。

〔配方〕对虾 1 对，白酒 250 毫升。

〔制法〕将鲜大对虾洗净，放入酒罐内，将白酒倒入酒罐内，盖好，泡 7 天即成。

〔服法〕每日 2 次，每次 10 毫升。

〔运用〕用于肾虚之阳痿。

〔来源〕民间验方。

海马酒

［功效］补肾助阳。

［配方］海马 1 对，白酒 500 毫升。

［制法］将海马洗净放入酒罐中，倒入白酒，盖好，浸泡 15 天即成。

［服法］每日 3 次，每次 10 毫升。

［运用］用于肾阳虚之阳痿。

［来源］民间验方。

栗子酒

［功效］健脾养心、温肾壮阳。

［配方］栗子 1 千克，好酒 2.5 升。

［制法］以酒浸泡栗子 7 天即成。

［服法］性交前饮用少许。

［运用］用于心脾受损，肾阳不足之阳痿。

［来源］民间验方。

磁石酒

［功效］温肾助阳，镇心安神。

［配方］磁石 2.5 千克，白酒 1.5 升。

［制法］用白酒浸泡磁石 1 个月即成。

［服法］每日 3 次，每次 20 毫升。

［运用］用于热伤心肾之阳痿。

［来源］民间验方。

第九章　验方治疗

　　验方，是我国广大劳动人民和医务工作者，在长期的生产实践中，和疾病做斗争的经验总结，是经过无数次临床验证，确有疗效的固定方剂。具有简、验、便、廉的特点。我国治疗阳痿的验方非常丰富，本章筛选介绍部分简便易行、确有效验者供选用。

　　1. 参茸丸 1 粒，地龙末 3 克，温水送服，早晚各 1 次。

　　用于阳痿早泄，久治不愈而偏于阳虚者。

　　2. 早稻米 250 克，黑芝麻 50 克，紫河车（胎盘）2 具（焙炒），共研细末，炼蜜为丸。每日早晨服 15 克，淡盐汤送服。

　　用于肾虚阳痿，伴有精气清冷、性欲低下者。

　　3. 补骨脂（炒）120 克，菟丝子 120 克，胡桃肉 45 克，沉香末 6 克，共为粗末，炼蜜为丸，如赤小豆大。每次 20～30 丸，每日 3 次，饭前盐汤或黄酒送服。

　　用于未老先衰，阳痿遗精者。须常服。

　　4. 鹿茸 10 克，水煎服，每日 3 次，或研末服，每次 1.5 克，每日 3 次。

　　用于肾阳虚衰之阳痿，伴见畏寒肢冷、精气清冷者。

　　5. 蛤蚧尾 10 个，家雀卵 10 个，海狗肾 1 具，共焙存性，研末，分 14 等份，每日服 1 份，白开水送服。

　　用于肾虚之阳痿。

　　6. 生龙骨 15 克，锁阳 15 克，莲须 30 克，芡实 30 克，沙蒺藜 15 克，煅牡蛎 15 克，上 6 味用淡盐水入砂锅内煮 3 小时，温服，每日 1 剂。

　　用于阳痿早泄。

　　7. 人参 10 克，茶叶 3 克，水煎服，每日 1 剂。

用于体虚之阳痿。

8.淫羊藿 60 克，鹿茸 1.5 克，烧酒 500 毫升，食盐少许，同煮。每次服 2 盅，日服 1 次。

用于肾阳虚之阳痿。

9.蛤蚧尾 1 对，狗脊 1.5 克，枸杞子 15 克，人参 15 克，菟丝子 15 克，寸冬 30 克，山萸 15 克，当归 12 克，用酒浸泡 1 周，每次服 1 盅，日服 3 次。

用于肾虚之阳痿。

10.蜈蚣 2 条研末，防风 15 克，煎汤 1 次服下。

用于肝气郁结之阳痿。

11.蜂窝烧灰研末，每服 6 克，内服或外敷均可。

用于瘀血之阳痿。

12.全蝎 7 个去刺，核桃 1 个去仁，将蝎子放入核桃壳内，扎好，放火上焙黄，研面，黄酒送服，每次 1.5 克，每日 2 次。

用于瘀血之阳痿。

13.麻雀头 3 个，壁虎 3 条，龟头 3 个，马蛇尾 6 克。上药焙干，加鹿茸 3 克研细面，分 3 次服。

用于瘀血之阳痿。

14.老母猪子宫，瓦上焙干研末，烧酒冲服 10～15 克，连服 3～5 日。

用于阳痿早泄。

15.肉苁蓉 30 克，菟丝子 10 克，覆盆子 10 克，枸杞子 10 克，共研细末，猪脊髓和丸，每丸 10 克，早晚各服 1 丸，淡盐水送服。

用于肾精不足之阳痿。

16.冬麻雀 5 只去肠肚，洗净，煮熟食之，常食效好。

用于肾虚之阳痿、早泄。

17.高丽参 30 克，枸杞子 30 克，生薏苡仁 30 克，山萸肉 18 克，巴戟天 18 克，锁阳 18 克，仙茅 30 克，沙蒺藜 30 克，菟丝子 18 克，阳起石 15 克，金狗脊 15 克，淫羊藿 30 克，羊肾 1 对，蛤蚧尾 2 对。制法：羊肾酒浸 7 天，入水煮沸去皮晒干，合上药共为细末，炼蜜和丸，每丸重 10 克，早晚各服 1 丸，白酒或盐水送服。

用于肾阳不足，肾精亏虚之阳痿。

18. 红参6克，空腹嚼服；蜂乳1支，空腹冲服；胡桃仁30克，嚼服。每日1次。

用于脾肾阳虚之阳痿。

19. 大蚂蚁或蚂蚁蛋焙干研粉内服，每次服6克，每日服2次。或将蚂蚁、蚂蚁蛋150克，泡酒0.5升，泡7天，每次服10毫升，每日2次。

用于阳痿早泄。

20. 蜈蚣10～20条，当归45克，甘草45克，白芍45克。先将当归、白芍、甘草、蜈蚣研细末，共混匀，分成30包或制成丸，早晚各服1次，每次1包，15天为1个疗程。

用于气滞血瘀之阳痿。

21. 羊脊1对，瓦上焙干，研成细末，每次服0.5～1克，每日1次，黄酒送服。

用于肾虚之阳痿。

22. 五味子、蛇床子、菟丝子各10克，水煎服。

用于肾虚之阳痿。

23. 炒韭子、淫羊藿各15克，水煎服。

用于肾阳虚之阳痿。

24. 枸杞子、熟地各100克，麦冬60克，人参20克，茯苓30克，入瓶中，用白酒1.5升浸泡，封口，7日后启封服用。每次服用10毫升，早晚各服1次，饭前温服。

用于肾精不足之阳痿。

25. 龟甲胶、枸杞子、肉苁蓉、淫羊藿、阳起石各10克，每日1剂，水煎服。

用于肾虚之阳痿。

26. 菟丝子、何首乌各50克，枸杞子40克，淫羊藿10克，阳起石15克，每日1剂，水煎服。

用于肾虚之阳痿。

27. 鲜河虾、黄酒各360克，白酒180克，将河虾用白酒浸泡24小时，去掉白酒，用黄酒把虾煮熟，吃虾，喝黄酒，1次服下，每日1剂，连服

3～5 剂。

用于肾虚血瘀之阳痿。

28. 蜻蜓 4 只，锁阳、肉苁蓉各 15 克。蜻蜓去翅足，微炒，加入锁阳、肉苁蓉一同煎汤，每日 1 次，连服 10 天。

用于肾阳虚之阳痿。

29. 淫羊藿、仙茅、沙苑子、生薏苡仁各 30 克，羊肾 1 对，开水烫硬，但不可熟，剥去外皮，晒干研碎，与上药和匀，制成蜜丸如豌豆大即可服用。

用于肾虚之阳痿。

30. 淫羊藿、五味子各等份，水煎服，每日 1 剂。

用于肾阳虚之阳痿。

31. 紫河车、水蛭、露蜂房、淫羊藿各等份，研末冲服。

用于阳虚血瘀之阳痿。

32. 制黑附子 6 克，蛇床子、淫羊藿各 15 克，益智仁 10 克，甘草 6 克，炼蜜为丸。

用于肾阳虚之阳痿。

33. 紫梢花 10 克，生龙骨 60 克，麝香 1 克，研末冲服。方中麝香可用细辛或白芷代替。

用于气滞血瘀之阳痿。

34. 肉苁蓉 9 克，每日泡茶饮，饮毕以残渣嚼食。

用于肾阳虚之阳痿。

35. 淫羊藿 0.5 千克，白酒 1.5 升，浸泡 1 周，密封，前 4 天温度控制在 50°C 以上，后 3 天保持在 5～8°C 以内，然后滤过备用，每次服 10～20 毫升，每日 3 次。

用于肾阳虚之阳痿。

36. 淫羊藿 8 克，生姜 2 克，甘草 1 克，水 1000 毫升煎服，每日 1 剂。

用于肾阳虚之阳痿。

37. 淫羊藿 6 克，夏枯草 3 克，蔷薇根 2 克，水 200 毫升煎服，每日 1 剂。

用于肾虚血瘀之阳痿。

38. 菟丝子 7 克, 甘草 1 克, 水 100 毫升煎服, 每日 1 剂。

用于肾虚之阳痿。

39. 菟丝子 3 克, 山药 3 克, 研末分服, 每日 1 剂。

用于脾肾两虚之阳痿。

40. 菟丝子末 5 克, 白茯苓末 1 克, 山药末 2 克, 莲肉末 2 克, 2 日量, 分次服。

用于脾肾两虚之阳痿。

41. 人参 5 克, 干姜 2 克, 水 200 毫升煎服, 每日 1 剂。

用于脾肾两虚之阳痿。

42. 何首乌 10 克, 青皮、大枣、陈皮、生姜各 2 克, 甘草 1 克, 水 200 毫升煎服, 每日 1 剂。

用于气郁痰阻之阳痿。

43. 鹿茸 0.3 克, 当归 6 克, 水煎服, 每日 1 剂。

用于肝肾虚之阳痿。

44. 鹿茸 15 克, 干怀山药 30 克, 加酒 0.5 升, 浸 7 天后每次服 5～10 毫升。

用于脾肾阳虚之阳痿。

45. 地黄 12 克, 鹿肉 60 克, 煎煮后服食。

用于肾精不足之阳痿。

第十章　心理治疗

由于心理因素在阳痿的发生或病情的持续发展中占有十分重要的地位，所以，阳痿的心理治疗具有不可替代的重要性。

过去认为，90% 以上的阳痿是由于心理或精神因素所致。随着研究的深入，诊断手段不断创新，阳痿的器质性原因的检出率逐渐升高，可达 30% ～ 50%。尽管阳痿的器质性原因日益受到重视，但阳痿的心理因素或精神因素丝毫没有因此而被轻视。这是因为绝大多数的器质性阳痿同时伴有心理因素。

一、心理治疗的原则

心理治疗的成败与否，关键取决于医生的态度、威望等因素。对阳痿患者的心理治疗应遵循以下原则：

（一）取得患者的信任

这就要求医生对患者态度热情、诚恳，富于同情心。对患者的痛苦表示理解，并表明解除患者的痛苦是医生的职责。此外，还应向患者承诺，一定为他们保密。因为人们普遍认为，对男人而言，阳痿是有辱人格的，让其他人知道了，患者会觉得在别人面前抬不起头来，失去了男子汉的尊严，更加重心理压力。性治疗医生还应特别注意，在一些公开的单据上应尽量避免使用"阳痿""性功能障碍"等术语。

（二）医生要承认患者有病

患者最忌讳的是医生不承认他们有病，因此，他们就会觉得医生对他不重视，不会认真为他治疗，而影响治疗效果。我们在临床上经常可以碰到有些患者诉说某医生说他没病，根本不认真为他治疗，这样当然很难取得疗效。

（三）医生要满怀信心地告诉患者，他的病肯定可以治好

进行心理治疗，医生的态度一定要明朗，不可对患者表现出为难和犹豫情绪，否则，患者就会觉得他的病是不可治的，加重心理负担。

（四）阳痿的心理治疗还应遵循夫妻共治的原则

阳痿关系到夫妻双方，妻子的态度对患者的心理影响极大。如果妻子因为丈夫患阳痿而冷落、卑视丈夫，甚至侮辱人格，会使患者心理负担加重，病情难愈。所以，应该告诉妻子，她的态度、行为对丈夫的病情具有直接的影响。应该鼓励、同情丈夫，增强丈夫战胜疾病的信心。

二、具体治疗方法

心理治疗的方法是治疗医生通过和患者交谈，了解阳痿的发生原因，分析其机理，提出解除心理因素的措施。所以，心理治疗应因人而异，具体情况具体分析。如果由于早期的性教育不当，性观念错误，认为性行为是肮脏、下流、可耻的事情，因此而发生的阳痿，最重要的是重新进行性教育，使其掌握必要的性知识，树立正确的性观念，从思想上认识到正常性活动是人类的本能，并不是什么丑恶的东西。如果阳痿的发生是由于对妻子有不忠行为，对妻子怀有愧疚心理，则应该使其改正错误行为，从而减轻心理压力。若性活动的场所不佳，总是担心性活动被人发现而致阳痿者，则改善性活动场所，以减轻心理压力是其主要环节。若因夫妻感情不和，缺乏性的交往和接触而致阳痿，则改善夫妻关系，加强感情交流，减轻性生活时的心理负担是必要的。总之，阳痿的心理治疗应有的放矢，即所谓"心病还要心

药医"。

有目的地组织座谈会，让治疗成功的病例介绍治疗经验，可以增强患者的信心，起到良好的作用。

暗示疗法是一种特殊的心理治疗方法。暗示是人类常见的一种特殊心理现象，它对人的身心健康既起着积极的作用，也能引起人的身心疾病。正确掌握暗示的规律，并充分利用它来治疗阳痿，常可收到一定效果。

暗示可分为他暗示和自暗示两种。他暗示是指将某种观念给患者，使其对患者的情绪和意志发生作用。对阳痿患者就是要让其认为阳痿是可以治疗的。他暗示的方法很多，如临床上常用的给患者静脉注射钙剂，事先告诉患者，如果感觉舌尖发热，就说明其阳痿是可以治好的，常能收到较好效果。自暗示是指患者自己用某种观念暗示自己，使情绪和意志发生作用。自我暗示是一种广泛的方法，如不少人服药后心里在想："这药很好，吃了以后一定会使自己健康起来。"这种暗示疗法将协同药物发挥疗效。

权威也是一种重要的暗示手段。专家门诊之所以比普通门诊疗效高，除了实际水平较高以外，心理因素也起作用，特别是对阳痿这类精神因素较重者，更是如此。因此，建立专门的性治疗机构和培养性治疗专家是必要的。同时，在催眠状态下进行暗示治疗比在醒觉状态下的效果更为显著。

三、辅助治疗措施

在心理治疗的同时，进行适当的休息、体育锻炼、音乐治疗等都是必要的辅助治疗措施，有利于提高和巩固疗效。

适当静养，患者应停止性交、避免性兴奋一段时期，这对阳痿患者一般是有益的。大脑皮质功能紊乱所致的阳痿，在重复性交失败时，会使抑制增强，停止性活动一段时间，可促进神经功能恢复。同样，脊髓中枢功能紊乱所致者，应适当停止性活动，以利于其功能恢复。并且适当静养对消除疲劳，恢复体力和性兴奋都是必要的。但是长期分居，对于阳痿的治疗不仅无益，而且可造成失用性萎缩，特别是年龄偏大，或因阳痿而恐惧性接触者，应鼓励患者进行性接触，详见行为治疗章。

音乐治疗可以陶冶情操，优美动听的音乐使人乐以忘忧。据传，孔子闻韶乐三日食肉而不知味。可见音乐对人体的影响是不可忽视的。良好的音乐刺激，通过人体的听觉器官传入大脑皮层，可以调节血液循环和神经传导，使人精神振奋，情绪饱满，促进人体身心的康复，有利于阳痿的治疗。有研究表明，欣赏布鲁士舞曲或慢华尔兹，会使人感到一种生活的甜蜜和温暖。目前，在音乐治疗和电流治疗的基础上发展起一种"音乐电疗法"，治疗时，患者一边用耳机欣赏音乐，一边接受经过滤波放大的音乐信号的治疗。据报告，这种疗法对改善神经系统、内分泌系统、血液循环系统及免疫系统的功能有良好的效果。

体育活动对于消除精神紧张、减轻心理负担、恢复身体功能均有裨益，所以，应鼓励患者积极参加体育锻炼。特别是脑力劳动的患者，适当的体育锻炼更有必要。

总之，心理治疗是治疗阳痿的重要方法，或单独使用，或配合使用，无毒副作用。

第十一章 行为治疗

行为治疗是西方国家性治疗的主要方法，适合于治疗精神性阳痿，其具体步骤分为非生殖器性感集中训练、生殖器性感集中训练、阴道容纳、阴道容纳并活动四个阶段。

第一节 非生殖器性感集中训练

一、具体方法

（一）首先征得配偶双方的同意

在实施此项治疗计划期间不能性交，不能相互抚摸生殖器和女方的乳房，直至完成性感相互影响的几个阶段为止。应该这样告诉夫妻，这一措施能保证他们不再继续面临最可引起焦虑的性行为。通过第一次尝试全身接触，使他们开始重建相互之间的性关系，这种治疗常能被夫妻一方或双方接受。如果夫妻对不能性交难以忍受，甚至认为是对对方的损害，于是男方可能反映出对性行为的焦虑，女方可能反映出对性行为的一些误解。另一种反应是在家庭治疗时唤起性欲，不致夫妻不能控制自己而性交，此时医生应当说明这个阶段不应唤起性欲，如果性欲已唤起，夫妻应重点体验自己的感受，不能互相施加压力而性交。

（二）爱抚阶段的治疗

应当在夫妻双方希望的地点与时间进行，并保证不受其他方面的干扰，不能谈一切与治疗无关的事，专心进行爱抚和体验。同时应在热情而轻松、灯光暗淡以及双方裸体状态下进行，如果夫妻双方不赞成裸体，医生应查明原因，也可灵活处理。如建议开始时夫妻双方穿能接受的最少量衣服。同样，如果夫妻不希望在灯光下进行，医生应查明原因，也可让他们在熄灯下进行，或暗的地方进行。应该说明的是，要灯光的原因是能看见配偶，以便注视到双方的愉快，这一点在性关系中很重要。某些夫妻利用在澡盆内或淋浴时相互抚摸，常可获得满意的效果。

（三）抚爱时的体位可以灵活一些

基本要求是，双方能注视到对方的全身，主动一方（指抚摸者）应抚摸起来自然方便。可被动（指被抚摸者）一方仰卧，主动一方坐在其身旁或侧卧，双方面部相对；也可主动一方坐靠床头，双腿分开，被动一方坐在其两腿之间。

阳痿的性治疗应由丈夫主动。如配偶一方对治疗特别感到焦虑，则应首先征求有焦虑一方的意见，以便尽快减轻这种焦虑。当第一次爱抚后，主动的一方应予更换，即下一次爱抚时应由另一方采取主动。

（四）非生殖器性感集中训练

开始进行时应由配偶一方试探性地抚摸对方的全身（但不抚摸双方的生殖器和女性的乳房），也可以用嘴亲吻和爱抚身体各部。若由女方开始，则可用自己喜欢的方法抚摸男方同时了解男方是怎样欣赏她的抚摸，而男方则应集中体验女方爱抚引起的感受，也应该让女方知道他喜欢什么，不喜欢什么，怎样改善她的抚摸（如用力的轻重、速度的快慢、面积的大小等）。若语言难以表达，则应把手放在女方的手上，指引她按照自己喜欢的方法进行抚摸。女方也应尽量不猜测男方正在想什么和感觉什么，若无话可说，说明女方的抚摸与态度是满意的。当配偶双方感觉到他们能充分抚摸时，应当相互通告，并且互相交换位置，轮流充当主动和被动的角色。若抚摸治疗使配偶一方烦恼或焦虑，则应停止抚摸。其次，每次抚摸持续的时间和抚摸某个部位的持续时间，可根据各自的感受而定，有时一次抚摸仅持续几分钟，有时则可持续较长时间，如 1 小时或更长。

（五）抚摸治疗的主要目的

是使夫妻间开始建立信心和亲密感。另外，双方应尽可能多地知道对方喜欢什么和不喜欢什么。虽然这个阶段的治疗可唤起性欲，但目的不是唤起性欲。若性欲唤起，也可尝试和欣赏性欲唤起的体验，但是，不能超越爱抚阶段所允许的行为范围。

（六）夫妻应决定进行多少次爱抚

治疗进展在很大程度上是根据已进行的抚摸次数而定，每周 3 次是合理的。

（七）抚摸时皮肤上可少量使用润滑剂

可用能使抚摸舒适的外用辅助物，但应避免使用有刺激性的润滑剂（特别是用于生殖器上的润滑剂），必要时可用婴儿润滑剂，也有些夫妻喜欢用爽身粉。

（八）手淫

如果配偶一方希望缓和性紧张，则不限制手淫，但是，暂时只限于不面向配偶，自己手淫。

（九）治疗时间

家庭治疗的各阶段是人为划分和安排的。因此，治疗时间的长短可因进展情况而异，一般首次治疗总时间为 1 周左右。

（十）配偶双方应尽量使用人称代词"我"

不仅在性感集中训练中使用（如"我想知道，我这样做你感觉怎样"，而不是说"你好像不喜欢这样"），而且在夫妻日常生活中也应使用。这样便鼓励夫妻对本人说的话承担责任，避免含糊的交流（如说"今天晚上我不想出去"，而不说"为什么今天晚上我们必须出去"）。

（十一）其他

在治疗3次后，配偶一方感受到而且喜欢性感集中训练时，则应征求另一方的明确意见，如"我喜欢试验这些爱抚训练，你需要吗"，而不是提出含糊不清、模棱两可的意见，比如停看电视，或在长沙发上激起亲密，这种模棱两可的表示容易被忽视，明确的意见可促进交流。如配偶一方对抚爱的态度是积极的或一般性的，则配偶另一方应接受邀请。如一方对抚爱是消极的，则另一方应鼓励对方尽量解释其原因。

对非生殖器性感集中训练给予首次治疗并了解配偶双方完成训练的具体情况以后，医生可为夫妻准备下阶段的治疗。指出夫妻需要详细回顾他们在首次治疗中有什么进步。这样使医生在下次治疗中能较容易地提出问题，否则询问这样的问题往往是困难的，因为害怕引起窘迫。

非生殖器性感集中训练进行3～4次后，夫妻应互相直率地交流感受，医生这时也应开始咨询。咨询时最好先询问配偶双方从前次治疗起有什么进步。然后，医生应向每个配偶详细了解所发生的情况，以及他们对治疗的反应，包括积极的和消极的两种体验，还应避免直率地说"那很好"或"那不行"，医生必须知道治疗时的情况，这不仅是为了获得丰富的资料，而且通过详细讨论家庭治疗，可增进夫妻双方性关系的交流。

二、对治疗的反应

夫妻对非生殖器性感集中训练的反应可能是积极的或消极的，更多的是两者兼而有之。对某些夫妻来说，这种训练提供了一种印象深刻的良好体验，他们通过视觉和触觉舒适地享受到性快感，由此可能导致双方行为的变化。在治疗中这种变化是常见而明显的，如夫妻显得更亲密、更有感情。然而，最初的反应也可能是消极的，或者夫妻的行为并不能保持在允许的范围内。此时应询问以下问题：

1.抚摸治疗是否缺乏自发性动作，即似乎是人为的和不自然的？

2.有无充分的时间进行治疗或进行一次以上治疗？

3.是否违反规定进行了性交？

4.抚摸治疗是否引起了消极感受？如配偶一方或双方紧张、易怒、厌烦，或发现配偶愚笨等。

5.配偶一方能否让另一方提出自己的要求？

重要的是医生应帮助夫妻认识他们的反应，并把阳痿与评价性咨询中能识别的病因联系起来，若能提出进一步治疗的建议，则夫妻双方可求助于这些建议而获得彻底的治疗。若夫妻未能从非生殖器性感集中训练中获得良好的体验与效果，则会使以后的治疗更为困难。此时，医生应劝告不宜进行下阶段的治疗计划，而应在医生的解释、指导后，继续重复上述治疗，直至有良好的反应为止。

为了给下一阶段治疗提供更多的进展以及使夫妻感到有进步，医生可提出将抚摸范围扩大到女方乳房，并做 2 ～ 3 次（天）。

第二节　生殖器性感集中训练

一、具体方法

在本阶段的治疗计划中，夫妻双方应继续互相交换意见和要求。最初在每次治疗时也应继续采取一方主动和另一方被动的方式进行抚摸，并且轮换担任这种角色。这时抚摸范围应扩大到女方的乳房和双方的生殖器。在头几次生殖器性感集中训练时，抚摸应是轻柔的和探索性的。夫妻双方不应力求唤起性欲，也不应互相施加压力去唤起性欲，而应随时注意提供和接受性爱的欢乐，尽量随意欣赏性唤起的来临，注意体验性唤起的感觉。此外，双方还可试着对性唤起的增高和减退进行控制。必须牢记，此阶段不能性交。

夫妻应该采用他们希望采用的姿势。很多夫妻喜欢男方进行抚摸时采用"非需求性姿势"，即男方在床头半卧位坐着，其背部舒适地靠在床头或枕头上，女方坐在男方两腿之间，她的双足分别放在男方双足的外侧，其背部紧靠在男方的胸前，头部搁在男方的肩膀上。女方对这种姿势感到能安心地让配偶抚摸她的乳房和生殖器，而阳痿患者在这种姿势下常可开始感受到勃起。

女方抚摸丈夫时，也应该抚摸男方的大腿、下腹、阴部及身体各部，抚摸阴茎时，最初应该是轻柔的，而且还应抚摸其阴囊。女方的注意力也应从男方的生殖器转移到身体的其他部位，然后再返回到生殖器。有人发现，仰卧位被动地接受这种性欲乐趣是困难的，可能感到必须进行性交而引起焦虑。医生应预料到这种可能出现的困难，建议采用"非需求性姿势"以增加性唤起的能力，也能大大增添阳痿患者的兴趣。

在非生殖器性感集中训练时已使用过润滑剂的夫妻，在抚摸生殖器时应鼓励继续使用，这常能增添夫妻的乐趣。

配偶双方都应试用各种方式对身体的各个部位进行抚摸，以便能使双方产生性快感。因此，彼此都应注意对方的反应，尽可能达到双方都有令人愉快的感受。如果在抚摸时有性欲高潮即将来临的感觉，可任其发展。但最好的办法是学会控制，使性欲高潮消失，然后再逐步激发，反复几次，以体验其感觉。如果双方愿意，可在最后结束治疗时再次体验性欲高潮，但要记住，性欲高潮的产生不是本阶段的治疗目的。一旦生殖器性感集中训练成功地在家庭治疗中进行，夫妻双方担任主动和被动的角色应保持轮流的方式进行。

二、对治疗的反应

某些夫妻在消除疑虑时，能立即欣赏生殖器性感集中训练的体验，并迅速唤起性欲。在某些患者中可能导致对性交的开禁，但仍应该受到劝阻。

消极反应也是常见的，即使夫妻可能欣赏过几次成功的非生殖器性感集中感受，但在此阶段尤其可能引起性焦虑，这一般是因为性唤起而不能性交引起的。轻微焦虑可在几次抚摸后消失，严重者可导致回避，甚至停止家庭治疗，或导致夫妻一方或双方在治疗中变得越来越厌烦。消极反应主要有两个方面：

1. 性交开禁。如上所述，虽然这可能是对性欲的健康反应，但这也可能就是一种困难，如不能控制性兴奋，性行为焦虑、厌烦而需要停止生殖器抚摸，直接进行性交。

2. 消极的体验。如焦虑、易怒、注意力不集中，甚至抚摸时疼痛等，这将可导致回避此阶段的治疗。

三、对消极反应的处理

1. 建议夫妻重复家庭治疗。消极反应较轻时，这个建议是可取的。

2. 如果这些反应不是立即表现的，则应予以区别。包括一般的抑制、内疚，对生殖器外形或性行为的气味分泌物产生焦虑，以及害怕配偶一方不能控制等。对此应予以适当的解释、鼓励，承认其困难并有针对性地提供易行的、可供选择的治疗方案。

3. 防止心烦意乱，提高性唤起。可建议采用性幻想。

4. 放弃某些治疗方案，如果性焦虑是由治疗方案中某一部分引起的，而这部分治疗对解决夫妻的治疗不起主要作用，则可放弃这部分治疗。

附：非需求性性感集中训练 7 日疗法

有的医生总结出"非需求性性感集中训练 7 日疗法"，其细节如下：

第 1 天，开始进行非生殖器性感集中训练，夫妻双方裸体，采用"非需求性姿势"首先由丈夫给予妻子愉快的感受，他可能触摸及爱抚妻子的任何部位，但不要触及乳房和生殖器，此时，妻子应将自己的愉快感受告诉丈夫，并指出怎样的抚摸能增加或减少她的愉快感，丈夫应只给予妻子愉快，但同时也从抚摸及视觉中感受愉快，10～20分钟后，丈夫与妻子交换位置，妻子是抚摸者，丈夫是被爱者。在10～20分钟的触摸、抚爱及观望后（同样不能抚摸丈夫的生殖器），丈夫会感到愉快，此时双方可放松地入睡或进入爱的沉思中。

第2天，夫妻用30分钟谈论以往和目前在性生活方面的愉快感受，并交流方法上的体会。

第3天，首先由妻子开始抚摸，丈夫可将手放在妻子的手上并引导其抚摸自己特别敏感的部位，抚摸时，以快、慢和轻、重不一的手法进行。10～20分钟后改由丈夫抚摸，通常每次10～20分钟已很充足，但不得少于10分钟。

第4天，开始进行生殖器性感集中训练。丈夫首先抚摸，丈夫与妻子的姿势如前，但触及的部位可包括乳房和生殖器。此时应集中注意欣赏身体不同部位的感受：毛发、眼睑、双腿，足趾及生殖器等。如果双方均感到男方抚摸的时间太长，可改换位置，由女方进行抚摸。

第5天，先由妻子抚爱丈夫，如前几天一样，双方都裸体，但此时丈夫躺在床上，妻子坐在他身旁并观望丈夫身体各部位，首先是身体的前面，然后是背面。妻子通过视、触丈夫身体各部位，将自己的感受或以往不曾注意到的一些发现告诉丈夫，10～20分钟后，夫妻更换位置，即由丈夫观望、抚摸妻子。

第6天，双方不抚摸，进行第2次交流。他们可以从容地谈论关于彼此抚爱的愉快感受以及对他们各自与相互情感的影响。

第7天，他们可以用任何一种或以上介绍的所有方式相互抚摸，但仍不允许性交，他们可以谈论其他的事情或交换一些看法，也可对上述已掌握的抚摸方法谈一些感受，如果通过1周来的治疗训练，双方确实都有欢快感，说明性感集中训练的目的已达到。若无进展，则需重复训练1周。

第三节 阴道容纳

生殖器性感集中体验一旦建立，治疗计划的下一个步骤，就是通过阴道容纳的中间阶段，逐渐地进行性交。此阶段治疗的目的之一是如何减少夫妻间因性交而引起的焦虑。阳痿患者由于过去性交失败，所以性焦虑是常见的。

一、具体方法

当夫妻双方在生殖器性感集中训练中获得性唤起并感到性快感时，即可开始进行阴道容纳治疗。阴道容纳时的体位应进行试验性选择，治疗阳痿一般建议采用女上位或侧位。总之，无论采用什么姿势，医生应予以详细介绍。阴茎纳入阴道，夫妻应保持静止状态，注意体验舒适的性感。如阴茎勃起开始变软，男方可稍加活动进行刺激，女方可做阴道肌肉收缩动作，以提高双方的性乐趣。但不应过分活动，以免性高潮过早到来。阴道容纳持续的时间可依夫妻双方的意愿而定，可是几秒钟也可是几分钟，当感到快要有性高潮时，即抽出阴茎，使强烈的性欲逐步消退。然后再进行互相爱抚，重新激发性唤起，将阴茎纳入阴道。在任何一次治疗中，阴道容纳应重复 2～3 遍，并且，阴道容纳持续的时间可逐渐增加。如果在生殖器性感集中训练时体验到性欲高潮，则应注意避免在进行阴道容纳时出现性欲高潮，而是继续保持在阴道外达到性欲高潮。这样阴道容纳才能成为体现全部性快感的阶段，而不是性活动的结束。阴道容纳可进行 4～7 天，着重体会性快感和提高控制性高潮的能力。

二、对阴道容纳的反应

如果双方已体会到生殖器性感集中训练的快感，施行阴道容纳一般是没有困难的。然而此阶段中，阳痿患者复发并不少见。因为阴茎一旦纳入阴道，患者感到需要维持勃起而引起焦虑。如果男方在生殖器性感集中训练时能维持满意的勃起，而且也能进行阴茎勃起胀大或消退的训练，则上述问题通常是暂时性的。

第四节　阴道容纳与活动

　　在此阶段，夫妻可在阴道容纳时进行阴茎活动，直至逐渐进展到完全性交，这通常表示性行为治疗的最后阶段。一般让女方先活动，让男方有愉快的感觉，随之男方进行阴茎抽动，然后再双方轮流做动作。活动时应先做缓慢的动作，经过几次轮流之后，再使动作加快或增加力量，以完成性交。如果夫妻成功地处理了阴道容纳，此阶段一般不会引起特殊的问题。

第十二章 西药治疗

治疗阳痿的西药主要有非激素类药物、激素类药物和海绵体内注射用药物三大类。

第一节 非激素类药物

临床观察表明，一些器质性因素（如心血管、神经系统方面的原因）所致的阳痿以及一些心因性阳痿，使用非激素类药物治疗有效。临床常用的非激素类药物有以下三种：

一、肾上腺素能阻滞剂

这一类包括多种药物，最常用的有酚妥拉明和育亨宾。前者用于海绵体内注射，后者口服。

育亨宾，每天 3 次，每次 6 毫克。若发生胃或神经症状而不能耐受，可将剂量减至每次 2 毫克，每日 3 次，并逐渐增加剂量（每周加倍），直至达到每天 18 毫克。用药至少需持续 10 周。可有心悸、失眠、眩晕等副作用。

育亨宾是柯南育亨宾树皮中的一种靛基质碱，属 α-肾上素能阻滞剂。作为催欲剂近一个世纪来受到青睐，但直到最近才有较深入的研究。它能选择性地阻滞突触前 α_2-肾上腺素能受体，而不干扰突触后血管的 α_1-受体，因而能从神经末梢增强阴茎海绵体的去甲肾上腺素释放，使阴茎血管扩张，静脉回流减少。国外有人报告，用育亨宾治疗器质性阳痿总有效率达43%，其中26%能完全勃起。另一组随机对照研究显示，器质性阳痿口服育亨宾6毫克，日3次，共10周，对照组服安慰剂，结果42%有效，一半能完全勃起，安慰剂组只有13%有效。有人用育亨宾治疗心理性阳痿，有效率达62%，对照组只有16%。

二、平滑肌松弛剂

由于有机硝酸盐或亚硝酸盐对血管平滑肌具有松弛作用，所以是一种很好的血管扩张剂。由于局部给硝酸甘油后，阴茎很快吸收，所以，有人认为该药值得重视。在实验室条件下给患者用2%硝酸甘油糊剂涂于阴茎体部，并用安慰剂软膏对照做双盲试验，然后让患者观看色情画面，同时记录膨胀程度，结果硝酸甘油组阴茎周径增加的患者远多于对照组。进一步研究发现，阴茎体局部用硝酸甘油后，很快可见海绵体动脉扩张，并伴有血流量增加。但这些结果是在实验室条件下获得的，对其真正的治疗作用，仍属推测性的。预料它的治疗作用主要是对血管性阳痿有效。

三、多巴胺受体激动剂

研究表明，多巴胺受体激动剂阿朴吗啡，无论是动物还是人，均可促使阴茎勃起。临床研究也显示阿朴吗啡有治疗阳痿的作用。有人发现皮下注射阿朴吗啡，能诱导正常人或阳痿患者勃起。但其作为阳痿的治疗药物还很不成熟。

第二节　激素类药物

激素类药物主要用于内分泌障碍所致的阳痿，当然，对阳痿患者的诊断除了首先应该测定血浆睾酮水平外，还必须对有关内分泌激素做全面分析。

一、高催乳素血症

这是阳痿的少见原因之一，发生率在 5% 以下。其中小部分高催乳素血症是因垂体肿瘤所致。需用溴隐亭治疗。其用量从 2.5 毫克 / 天开始，逐渐加大到 3 ～ 7.5 毫克 / 天。副作用有恶心（50% 人可发生）、腹泻、呕吐、腹痛、头晕及鼻充血，大剂量时可发生直立性低血压。于晚间或餐间服药可减少胃肠道副反应。服药期间应定期测定血催乳素，当血催乳素已恢复正常而阳痿不愈者，需适当补充雄激素。对溴隐亭治疗无效的肿瘤需做垂体切除。

有些患者催乳素升高是由于服用了能产生过多催乳素的药物，如雌激素，α-甲基多巴，对这种患者调整给药即可。

二、性腺功能低下

无论是高促性腺激素，还是低促性腺激素性腺功能低下，均需补充外源性雄性激素，进行雄激素替代治疗。如继发于低促性腺激素性腺功能低下症的阳痿，用绒毛膜促性腺激素或睾酮都有效，特殊情况还可用促性腺激素释放激素。

若患者不要求生育特别是先天性异常者，应首选睾酮治疗。睾酮有几种制剂，最常用的是丙酸睾酮，每 1 ～ 3 天肌注 25 ～ 50 毫克；其他尚有庚酸睾酮，是一种长效制剂，每 2 ～ 4 周肌注 250 毫克；甲基睾酮每天 10 ～ 30 毫克口服；氟羟甲基睾酮每天 5 ～ 20 毫克口服。副作用有高钙血症、盐及水潴留、不育、过敏反应、男性乳房发育及甲基睾酮可影响肝脏等。大多数反应与剂量有关。长期应用还有引起动脉粥样硬化、冠状动脉血栓形成和前列腺癌等危险。

若患者尚希望能生育或男性更年期出现的阳痿，可用绒毛膜促性腺激素（HCG）或人绝经期促性腺激素（HMG）治疗，使刺激睾丸增加内源性睾丸酮的分泌。HCG 的剂量为每周 2 次，每次 200 单位肌注，共 8 周；HMG 的剂量为每周 3 次,每次 1500 单位肌注。若为了生育,二者应有计划地联合应用,即首先用 HCG 使间质细胞完全成熟,4～6 周后加用 HMG,3～12 个月内精子生成完全时再用 HCG 维持。若女方已怀孕,应改用睾酮治疗。

若垂体对促性腺激素释放激素有反应,也可用 GnRH,但目前来源较困难,且需每 8 小时注射 1 次,不能充分供应,GnRH 对激素测定正常的阳痿无效。

第三节　海绵体内注射血管活性药物

1982 年以来,在国外已有许多药被用于海绵体内注射。其中罂粟碱及酚妥拉明最受推崇。Sidi 报告治疗神经性阳痿有效率达 100%,血管性阳痿达 60%～70%。但可并发阴茎异常勃起、海绵体纤维化、血肿、血压下降、金属异味及勃起时疼痛等。最近有报告用前列腺素 E_1（PGE_1）几乎没上述并发症。550 名阳痿患者用 PGE_1 海绵体注射后,385 名（70%）反应良好,注射后 5～10 分钟开始勃起,持续 0.5～7 小时,其中勃起大于 5 小时的 5 个患者均患有神经方面疾病,减量至 10 微克,勃起时间缩短至 0.7～3.2 小时。曾经有人用酚妥拉明、罂粟碱和 PGE_1 做动物试验,发现诸药对阴茎组织的反应明显不同。酚妥拉明可引起严重炎症和海绵体硬化,罂粟碱可引起轻度炎症,只有 PGE_1 无上述反应。

由于海绵体内注药所致的阴茎异常勃起发生率为 3%～10%,治疗及时易逆转。可用肾上腺素 20 微克海绵体内注射,每 5 分钟 1 次,直至肿胀消退。

海绵体内注射血管活性药既往多用 TB 空针,这样患者使用不便,易污染,且给药剂量不易掌握,容易过量造成不良反应。Thon 等发明了一种患者自己使用的男性笔,外形似一支钢笔,由机械装置和药筒两部分组成,机械装置是由医生调节的,它有一安全钥匙控制,事先根据患者具体情况由医生决定每次给药量,药筒内装有罂粟碱 15 毫克/毫升、酚妥拉明 0.5 毫克/

毫升的混合液，使用前患者只需拔掉针帽，局部消毒即可注射，避免了前述污染及过量的弊病，研究发现两药按上述比例混合后室温下可保存6个月，药筒容量按每周使用1～2次计算，大约可用5个星期。

海绵体内注射药物尚需进行更多的研究和不断地积累经验。

第十三章 手术治疗

阳痿的手术治疗在国外已经比较普遍，其主要适应证是器质性病变所致之阳痿，对一些非手术治疗无效的精神性阳痿也可应用。临床常用的手术有阴茎假体植入术和血管外科手术，本章予以简要介绍。

第一节 阴茎假体植入手术

阴茎假体作为植入组织内的支撑物以增加阴茎的硬度。必须解决两个问题：①合适的生物相容性材料及设计，使阴茎有足够的硬度能完成性交；②假体植入阴茎后，必须具有长期满意的功能及外观，又不能损伤尿道等邻近组织。因此，从1936年Borgas首先用肋软骨作为假体材料后，许多学者对假体的形状、植入部位及假体的材料等方面进行了研究和改进。

一、常用阴茎假体的种类和构造

（一）半硬性阴茎假体

半硬性阴茎假体又称 Small-Carrion 假体，是由两根硅橡胶制成的棒状假体，既有适当硬度，又有充分的柔软度和可曲性，内含硅橡胶海绵芯柱。远端钝圆，近端稍尖而成角，以适合阴茎海绵体脚。直径有9、11、13毫米三种，长度有12～21厘米等多种。手术前需准备一套各种规格的假体。有的医师企图在手术前用规尺估测其大小，但常不可靠。虽然在手术时也可根据需要予以切短、修整及磨光，但总不理想。此假体的主要缺点是植入后阴茎持续勃起，易于造成窘迫。

含银丝半硬假体，是由硅橡胶制成的半硬假体，外形与上述相似，芯柱改由绞合的银丝组成。远端尖部较软，故可减少溃破的机会，另外，银丝可以固定于某一弯曲的角度，使能按需要将阴茎改换成各种角度位置。

（二）可胀性阴茎假体

是由一个主要部件所组成，即二根柱状硅囊，一个按动式输液泵和一个储液器，由硅管加以连接。使用时可胀性柱状硅囊植入于阴茎海绵体中，输液泵植入于阴囊中，供充盈用的 60 毫升储液器则植入于耻骨上和腹股沟皮下，通过阴囊皮肤按动输液泵，将储液器中的液体泵入硅囊，硅囊即充盈扩张而呈勃起状态。推动位于阴囊中的泵底面的释放阀即将液体输回储存器贮存，阴茎又恢复痿软状态，故较接近于生理情况。

二、阴茎假体植入的适应证

阴茎假体植入适用于各种原因引起的器质性阳痿，包括糖尿病性、损伤性、手术后、生殖器畸形及特发性阳痿等。对于精神性阳痿，对各种治疗及性治疗无效，夫妻双方坚决要求手术，而心理学上也适宜进行植入者，也可考虑植入假体。

不宜做阴茎假体植入手术者有：

1. 患者有急性或慢性器质性脑病者。

2. 严重内科疾病禁忌选择性手术者。

3. 精神病患者或精神病可疑者。

4. 急性严重精神抑郁症。

5. 严重个性障碍者，如事事均不满意而爱挑剔的患者，或好诉讼的患者。

6. 有严重婚姻问题者。

7. 年轻男子（<40 ～ 50 岁）有精神性或未明诊断的阳痿。

8.其他如手、眼配合不良者，动机不明或术后期望过高者。

三、阴茎假体的选择

究竟是选用半硬性假体还是可胀性假体，可根据假体的供应情况、医生的习惯和患者的要求来进行选择。但关键还在于了解两种假体的优缺点。

可胀性假体的优点是：阴茎长度、周径、硬度可变，比较符合生理情况，且勃起硬度较强。尿道及阴茎头压迫性溃疡的机会较少。需膀胱镜检查或导尿时，可使硅囊萎陷而便于插入，减少尿道损伤的危险。其缺点为：机械故障率高（为10%～35%，近年降至5%～10%），常需小手术纠正，价格较贵，住院时间长，手术的成功需要较高的技术，机械附件的安置可发生困难，并常因继发感染而溃烂。

半硬性假体的优点是：无机械故障的麻烦，费用较少，手术较容易，再手术的可能性少，便于置放尿失禁的外部自控装置。其缺点为：阴茎处于永久性勃起或半勃起状态，虽可通过衣服及行为来掩饰，但总感不便；硬度及长短不可变；由于经常性压力易于产生阴茎头溃疡、感染及持续疼痛；可影响排尿；膀胱镜及经尿道手术除非通过会阴尿道造口，否则难以进行。

四、术前准备

术前准备的关键在于预防感染，可在手术前12小时开始用抗生素。手术前晚及手术日晨准备皮肤，并用消毒溶液刷洗。术前插 Foley 导尿管有助于鉴定及保护尿道。准备各种大小、规格的假体，以便选用。

五、手术方法

（一）麻醉

一般选用硬膜外麻醉或全身麻醉下进行。

（二）切口

有会阴、阴茎背侧、阴茎阴囊、环形及耻骨前切口等多种。会阴切口的优点是可避免阴茎疤痕，易于鉴定尿道，但此区容易污染，且需较广泛的解剖才能进入阴茎海绵体。阴茎背侧及阴茎阴囊切口易于接近阴茎海绵体，所需解剖较少，但阴茎上可产生一疼痛的疤痕，而且阴茎阴囊切口离尿道太近。环形切口时皮肤可沿阴茎袖套状脱下，于是在另一水平进入阴茎海绵体，适用于纤维性海绵体炎或需在海绵体上做其他手术的患者，患者需同时做环切者也方便。缺点是可能感染，阴茎水肿及疼痛的机会较多。耻骨前切口则可在耻骨联合浅面及下面接近阴茎根部，阴茎海绵体暴露极佳，所需解剖很少，且便于扩张海绵体近端及远端，但有损伤神经血管束的可能。通常半硬性假体以选用阴茎背侧及会阴切口为多，可胀性假体则以选用耻骨前切口为宜。

（三）半硬性假体植入手术

阴茎背侧进路：消毒铺巾显露阴茎，插入导尿管并接至引流瓶，用直针穿3号双根丝线，通过阴茎头连接至固定铺巾的巾钳柄的3根橡皮带上，以维持阴茎的牵引使保持正常直线。1厘米宽的橡皮引流条围绕阴茎根部尽可能靠近耻骨区作为止血带。于阴茎中段的中线做3厘米长的纵形背侧切口，将静脉向外侧牵开，对纤维性海绵体炎的患者切口部位可随斑块而改变。用拇、食二指保持阴茎于直线位，使切口通过会阴浅筋膜、阴茎筋膜及白膜进入海绵体。持续吸引使手术野干燥，用软骨剪将阴茎海绵体与白膜的内表面分离，用扩张器做成一隧道使远端达到阴茎头下，近端达到阴茎悬韧带（可在止血带下进行），测量远近二端的长度决定选用假体的长度。将假体对折并向两端插入。用3-0铬制肠线将白膜做止血缝合，去除止血带。缝合处如有渗漏则加强缝合，其他出血点用4-0肠线连续缝合，皮肤用间断4-0尼龙线缝合。敷料应妥帖地围绕阴茎，阴茎于勃起位用胶布固定于腹部，用护架防止被褥压迫。24小时拔去导尿管，2周后拆线，4周内避免性生活。

会阴进路：截石位、中线切开后进入皮下组织至球海绵体肌，此时应在肌肉或阴茎海绵体及尿道中扪出尿道内导管，将球海绵体肌拉向一面，在阴茎脚及一部分阴茎海绵体上游离坐骨海绵体肌，并做垂直切开，此区常有多数小静脉需仔细电灼，尿道应始终牵开保护或保留于视野内防止损伤。在海绵体及阴茎脚切开后，扩张从近端开始，用 7 号末端稍有成角的 Hegar 扩张器，方向不要太向后，需接近坐骨结节，注意不要在此区穿透阴茎脚。扩张不宜过度，以免植入物的尾部产生弯曲，或失去对植入物的支持。继续向远端扩张，将尿道海绵体牵开以免发生穿孔。扩张延伸至阴茎头之下，扩张器弯度面向外侧，以龟尖部指向尿道而穿透尿道。若患者有尿道上裂、硬皮病或其他情况使该区有疤痕者，应加强扩张的力量，但须避免损伤。假体置入后冲洗海绵体，0 号铬制肠线间断缝合关闭。并在对侧做同样操作，常规缝合皮下组织与皮肤，不用引流。

（四）可胀性假体植入手术

中线耻骨上切口或横行耻骨下切口，腹直肌鞘做 3 厘米切口，在 Retzius 间隙产生一空间以置入储液器，于侧面暴露阴茎海绵体，在白膜下从阴茎头至阴茎脚用 8 号 Hegar 扩张器扩张成隧道，继而扩张至 11 号，测量隧道长度及大小，插入柱状硅囊，白膜以 3-0 缝合线间断关闭。输液泵植入阴囊皮下空隙，储液器置入 Retzius 间隙，连接管通过腹股沟管，于腹股沟管外环处与泵连接，圆柱的连接管于阴茎根部与泵连接，在切口关闭前，将假体运转 6 ～ 8 次，以保证功能正常。

六、手术注意事项

（一）切口应足够大（约 3 厘米）

通过白膜直接进入阴茎海绵体的海绵组织中，然后再用手术剪证实正确的解剖平面，在白膜边缘做牵引缝线有助于防止假道形成。

（二）用 Hegar 扩张器扩大阴茎海绵体

较用生理盐水诱发人工勃起，或用假体扩大海绵体为优。海绵体的扩大应达其尖端（通常在龟头中部），使假体能贴切地位于龟头下，以免发生龟头屈曲于假体尖端的"垂头"畸形。远端扩张至 12 号，近端扩张至 9 号已足够。

（三）手术成功的关键是阴茎假体的长度必须适当

若假体太长，阴茎头和坐骨结节部都将有严重疼痛或阴茎中部弯曲，太短则阴茎头将在假体上屈曲。但长度的选择在术前很难确定，可在海绵体打开后，试用几种长度及直径以选择最理想的假体，使能妥帖地适合阴茎头部，且阴茎平滑而无扭曲。

（四）有些问题不能按标准方法进行

如先天性、过去有过炎症或损伤而引起的二个阴茎海绵体大小不等，应争取术前做海绵体造影，以便手术时有所准备，从而植入大小不同的假体。

（五）纤维性海绵体炎时也应改良手术方法，以选用环状切口最佳

在多数情况下斑块并不阻塞海绵体，假体的插入可按常法进行，这足以纠正屈曲度。其他患者则可横行切开白膜，缝合缺损处。缺损较大的应做皮肤或合成材料移植。

（六）单根植入法

若患者有一根海绵体严重纤维阻塞（常发生于阴茎异常勃起之后），则只能插入一根假体。单根植入后性活动虽不理想，但结果尚称满意。

（七）术中尿道或海绵体损伤

最好停止手术，待损伤愈合后再做第二次植入。再次手术时，因海绵体纤维化而不能扩张者甚少。

七、术后处理

半硬性假体的术后处理比较简单，已如前述。可胀性假体术后导尿管应留置 24 小时。头低足高位 24 小时，以后每天 3 次，每次 20 分钟。阴囊

置冰袋 24 小时以减少肿胀及不适，并使阴茎假体保持于不充盈状态。术后 1～2 天经向下牵拉输液泵，使其保持于阴囊低位，并尽量减少连接管扭曲的可能性。术后 2～3 周开始操纵输液泵做充液及放液训练。术后 6 个月内即使不性交也每天做充、放液练习。术后预防性应用抗生素 7 天。

八、并发症及其预防

（一）感染

假体感染的处理较困难，常难免被迫将假体取出。可在冠状沟附近做两侧切口，便易取出，于 3～4 个月后感染完全消失时再进行第 2 次植入，但此时由于海绵体组织纤维化，手术较困难。为预防感染，术前、术中、术后均应适当应用抗生素，假体可浸于抗生素溶液中，重视无菌操作，选用大小适当的假体。

（二）阴茎头及尿道压力性坏死

多因假体长度选用不当，海绵体远端扩张过度，阴茎感觉缺失致衣被长期压迫所致。若有迹象显示假体即将通过皮肤脱出时，可将突出处变薄的白膜折叠缝合，将假体重置于阴茎头下。

（三）持续疼痛

阴茎的感觉神经很丰富，故假体植入后可有一些不适，通常在几周后消失。若持续疼痛常集中于阴茎远端及会阴部。因为假体近端位于阴茎脚的末端邻近阴部神经，故可产生会阴及阴囊疼痛，有时可被认为是睾丸痛。通常疼痛渐转为不适而消失。但长期疼痛可很严重，并持续 6 周以上，常见于假体太长者。如 6 周后仍有严重疼痛，可通过冠状沟做小切口取出假体，修除 0.5 厘米再置入，可很快解除疼痛。

（四）机械故障

多见于可胀性假体。有连接管扭曲、漏液，仪器失灵致不能充盈或排空，圆柱或储液器破裂，圆柱局限性膨大等。预防方法有：①假体备用时应远离外科器械以免损伤气囊；②使用前先用气体充盈气囊，并在水下试验有无漏气；③圆柱直径应较隧道小0.5厘米；④在充盈时不过分扩张圆柱或储液器；⑤白膜在圆柱置入前先引入缝线，在置入后再结扎，以避免缝针刺伤圆柱；⑥泵放于阴囊低位防止连接管扭曲，必要时使用弯接头；⑦缝合前至少运转6次，在每层关闭后运转1次。

（五）阴茎海绵体出血及阴囊血肿

应仔细严密关闭切口，已有血肿形成，可用冰袋冷敷及头低足高位24小时。

（六）其他

淋巴水肿、尿潴留等。

第二节 血管外科手术

对于血管性病变引起的阳痿，可行血管外科手术。手术的方法应根据病变的性质、部位、范围及血流动力学情况来决定。

一、动脉供血不全

阴茎血供障碍的部位可分为两部分，近端部分包括主－髂动脉处病变，可同时影响盆腔及下肢的血供；远端部分包括腹壁下动脉、阴部内动脉及其分支、球尿道动脉、背动脉、海绵体动脉。粥样硬化斑块大多发生于主－髂动脉水平及腹壁下动脉的起端，动脉硬化性病变常见于腹壁下及阴部内动脉。年轻男子较多见的是骨盆骨折或耻骨分离时发生的阴部内动脉及其分支的损伤性病变，以及原发性阳痿患者的海绵体动脉发育不全。下面按不同部位的血管手术方法进行介绍。

（一）主 – 髂动脉手术

主动脉分叉处血栓形成的患者，可按下肢动脉供血的情况，选择性应用动脉内膜剥脱术、经皮动脉腔内扩张成形术及主动脉分叉切除重建术来处理。术后都能恢复性功能。

（二）腹壁下动脉主干的手术

若腹壁下动脉有单一或严重狭窄，可通过单侧或双侧腹膜后进路做内膜剥脱或用静脉搭桥做髂外动脉分流术，效果较好。但单一性病变较少见，多数同时有远端病变而需进一步手术。

（三）阴部内动脉的手术

患者有阴部内动脉阻塞者，可做断端血管重建，在股动脉及阴部内动脉间用大隐静脉搭桥，或将腹壁下动脉吻合至球海绵体动脉或阴茎深动脉，但由于在盆腔深部吻合较困难，而且广泛解剖后有神经损伤的可能，故效果不易肯定。

（四）阴茎终末血管的直接手术

1. 腹壁下 – 背动脉吻合术　这种手术适用于在阴部内动脉水平或其近端有明显血管病变者。可通过腹直肌旁切口先游离及转移腹壁下动脉。分离血管蒂（包括静脉系）达脐部，此时动脉常分叉，切断并保护分支。用肝素化等渗液冲洗，并用罂粟碱扩张血管。通过腹壁（切开部分筋膜）或腹股沟韧带下后方，将血管蒂移至阴茎近端。于耻骨联合部做一短切口暴露阴茎背动脉，使两血管接近。用海绵体内灌注使阴茎人工勃起，若有狭窄沿扩张动脉可见搏动微弱。全身肝素化后，切开动脉端侧吻合，吻合口尽量接近耻骨联合以防性交时损伤。松夹后即可见背动脉上游有搏动。若有磁血流计记录流率应为 4 ～ 30 毫升 / 分钟。近期成功率约为 60%。术前必须明确阴茎背动脉的通畅性。因为有广泛性血管病变的患者，吻合后的血管容易阻塞。

2. 腹壁下 – 阴茎深动脉吻合术　是将游离的腹壁下动脉与阴茎海绵体深动脉吻合。此二血管的口径大小相似，但是通过解剖出来的腹壁下动脉的血流可渐减少至 10 毫升 / 分钟，因而易于凝结造成血栓形成。

（五）阴茎海绵体的直接再血管化

1. 腹壁下动脉海绵体吻合术　是将腹壁下动脉直接吻合至阴茎海绵体，适用于血管阻塞或远端狭窄致不能做重建术者及流入量需超过 50 毫升 / 分钟才能维持勃起者。按前述方法准备腹壁下动脉，在全身肝素化后，在两止血带间分离阴茎海绵体，用肝素化等渗液充分冲洗，在手术显微镜下尽可能在近端切开阴茎海绵体，并切除一段白膜及邻近的海绵体组织送病理检查，在动脉及海绵体间做吻合，使腔隙与动脉内膜直接接触。缝合线应达阴茎海绵体外缘，并贯穿白膜，用 9–0 线连续缝合。缺点是腹壁下动脉往往长度不够，而分支又太细，与海绵体白膜厚度相差较大吻合困难，且易成角导致吻合口阻塞。

手术的结果主要依赖于吻合后的输出。若松夹后明显勃起并持续 20 分钟以上，伴阴茎海绵体搏动，提示血流太大，手术后可能会有阴茎异常勃起。相反，松夹后没有勃起或腹壁下动脉输出很少则预示将发生术后栓塞。手术后阴茎异常勃起有三种处理方法：用隐静脉做海绵体分流；在腹壁下动脉本身或进入海绵体处折曲以减少血流；结扎动脉。

2. 隐静脉海绵体吻合术　若两根腹壁下动脉都不能应用，可用大隐静脉移植，将动脉血从股动脉分流至阴茎海绵体。虽然手术容易但危险性大。由于吻合后提供更丰富的血流，可诱发阴茎异常勃起。虽可由增加静脉流出来控制，但多数均在初期有勃起功能的恢复，在一年中又逐渐复发阳痿。其原因在于植入静脉的吻合区发生海绵体组织的纤维化，造成分流静脉的阻塞。

二、静脉功能不全

海绵体静脉过度引流而引起的阳痿，可用下述办法来处理：

（一）背深静脉结扎术

此手术只适用于手术时静脉钳夹后产生满意、持续勃起及部分勃起不足的病例。手术早期是成功的，但在术后近期常恶化。

（二）坐骨海绵体肌折叠术

此手术包括坐骨海绵体肌折叠及海绵体悬吊至耻骨联合，结扎或不结扎静脉。手术效果尚待证实。

（三）直接处理静脉病变

在海绵体造影或人工勃起定位，显示阴茎海绵体及尿道海绵体之间的瘘后，予以分流并手术纠正。

（四）阴茎背深静脉动脉化

在切断阴茎背深静脉并结扎其近心端后，在腹壁下动脉和阴茎背深静脉做端侧或端端吻合。吻合前应先用特制的导管将静脉瓣破坏。术后有 10% 发生龟头充血并发症，需要结扎阴茎背静脉的远心端。此手术主要用于单纯性静脉功能不全或混合性血管性阳痿。

三、术后注意事项

为了保证术后效果，应进行下述处理：

1. 术后应用抗凝剂及血管扩张药以防血栓形成。第一个月用肝素，以后改用抗血栓形成药，时间越长越好。

2. 动脉供血不全的患者也应使用血管活性药物，如 α - 阻滞剂及罂粟碱等。

3. 节制影响动脉的因素，如戒烟、控制糖尿病及血压。

4. 若开始时效果满意，后来勃起能力减退可应用人工勃起，约 20% 患者功能将改善。灌注液可用含血管活性药的肝素化等渗液，每 3 日使用 1 次。

5. 为了取得并保持满意效果，应进行心理治疗，以解决焦虑或早泄。

附录　穴位简介

二　画

八髎
〔经别〕足太阳膀胱经。

〔定位〕八髎即上髎、次髎、中髎、下髎的总称。上髎，俯卧，于第 1 骶后孔中取穴；次髎，于第 2 骶后孔中取穴；中髎，于第 3 骶后孔中取穴；下髎，于第 4 骶后孔中取穴。

三　画

三阴交
〔经别〕足太阴脾经。

〔定位〕于内踝高点上 3 寸，胫骨内后缘取穴。

三焦俞
〔经别〕足太阳膀胱经。

〔定位〕俯卧，于第 1 腰椎棘突下，悬枢旁开 1.5 寸处取穴。

大包
〔经别〕足太阴脾经。

〔定位〕侧卧举臂，在腋下 6 寸，腋中线上，第 6 肋间隙取穴。

大敦
〔经别〕足厥阴肝经。

〔定位〕在足拇趾外侧，去指甲角约 0.1 寸许取穴。

四　画

丰隆

〔经别〕足阳明胃经。

〔定位〕仰卧，在犊鼻（外膝眼）与解溪（平外踝高点在足背与小腿交界处的横纹中，拇长伸肌腱与趾长伸肌腱之间）连接中点后方1横指处取穴。

天枢

〔经别〕足阳明胃经。

〔定位〕仰卧，在脐中旁开2寸处取穴。

支沟

〔经别〕手少阳三焦经。

〔定位〕俯掌，在手背横纹上3寸，桡、尺两骨之间取穴。

太冲

〔经别〕足厥阴肝经。

〔定位〕在足第1、2跖骨结合部之前凹陷中取穴。

太渊

〔经别〕手太阴肺经。

〔定位〕仰掌，腕横纹上，于桡动脉桡侧陷中取穴。

太溪

〔经别〕足少阴肾经。

〔定位〕在足内踝与跟腱之间的凹陷中取穴。

中极

〔经别〕任脉。

〔定位〕仰卧，在脐下4寸，腹正中线上取穴。

中枢

〔经别〕督脉。

〔定位〕俯伏或俯卧，于后正中线，第10胸椎棘突下凹陷处取穴。

中封

〔经别〕足厥阴肝经。

〔定位〕当内踝前方，靠胫骨肌腱的内侧凹陷中取穴。

中脘

〔经别〕任脉。

〔定位〕仰卧，在脐上4寸，腹中线上，于胸骨体下缘与脐中连线的中点处取穴。

内分泌（耳穴）

〔经别〕耳穴。

〔定位〕在屏间切迹底部。

内关

〔经别〕手厥阴心包经。

〔定位〕仰掌，于腕横纹上2寸，当掌长肌腱与桡侧腕屈肌腱之间取穴。

气海

〔经别〕任脉。

〔定位〕仰卧，在脐下1.5寸，腹中线上取穴。

心俞

〔经别〕足太阳膀胱经。

〔定位〕俯伏位，于第5胸椎棘突下，后正中线旁开1.5寸处取穴。

尺泽

〔经别〕手太阴肺经。

〔定位〕微屈肘，在肘横纹上，肱二头肌腱的桡侧缘。

五 画

四神聪

〔经别〕经外奇穴

〔定位〕正坐，在头顶正中百会穴的前、后、左、右各旁开1寸取穴。

外生殖器（耳穴）

〔经别〕耳穴。

〔定位〕在平对耳轮下脚水平的耳轮处。

皮质下（耳穴）

〔经别〕耳穴。

〔定位〕在对耳屏的内侧面。

六　画

百会

〔经别〕督脉。

〔定位〕正坐，于头正中线与两耳尖连线的交点取穴。

至阴

〔经别〕足太阳膀胱经。

〔定位〕在足小趾外侧，距指甲角 0.1 寸处取穴。

曲骨

〔经别〕任脉。

〔定位〕仰卧，于腹部中线，耻骨联合上缘凹陷处取穴。

曲泉

〔经别〕足厥阴肝经

〔定位〕屈膝，在膝关节内侧横纹头上方，当胫骨内侧髁之后，于半膜肌、半腱肌止端之前上方取穴。

会阴

〔经别〕任脉。

〔定位〕于肛门与阴囊根部（女性为大阴唇后联合）连线的中点取穴。

合谷

〔经别〕手阳明大肠经。

〔定位〕在第 1、2 掌骨之间，约当第 2 掌骨桡侧之中点取穴。

关元

〔经别〕任脉。

〔定位〕在脐下 3 寸，腹正中线上。

阳谷

〔经别〕手太阳小肠经。

〔定位〕在手外侧三角骨后缘赤白肉际上，当豌豆骨与尺骨茎突之间取穴。

阳陵泉

〔经别〕足少阳胆经。

〔定位〕在腓骨小头前下方凹陷中取穴。

阴陵泉

〔经别〕足太阴脾经

〔定位〕在胫骨内侧髁下缘凹陷处取穴。

七　画

劳宫

〔经别〕手厥阴心包经。

〔定位〕掌心横纹中，当第 3 掌骨的桡侧，屈指握拳中指指尖所点处。

足三里

〔经别〕足阳明胃经。

〔定位〕在外膝眼下 3 寸，距胫骨前嵴外侧 1 横指，当胫骨前肌上，屈膝或平卧取穴。

肝俞

〔经别〕足太阳膀胱经。

〔定位〕俯伏位，于第 9 胸推棘突下，督脉旁开 1.5 寸处取穴。

八　画

环跳

〔经别〕足少阳胆经

〔定位〕侧卧屈股，在股骨大转子最高点与骶骨裂孔的连线上，外 1/3 与中 1/3 的交点处取穴。

肾俞

〔经别〕足太阳膀胱经

〔定位〕俯卧，在第 2 腰椎棘突下，督脉旁开 1.5 寸处取穴。

命门

〔经别〕督脉。

〔定位〕后正中线，第 2 腰椎棘突下凹陷中。

肺俞

〔经别〕足太阳膀胱经。

〔定位〕俯伏位，于第 3 胸椎棘突下，督脉旁开 1.5 寸处取穴。

九 画

胆俞

〔经别〕足太阳膀胱经。

〔定位〕于第 10 胸椎棘突下，督脉旁开 1.5 寸处取穴。

神门

〔经别〕手少阴心经。

〔定位〕仰掌，在尺侧腕屈肌腱的桡侧缘，腕横纹上取穴。

神门（耳穴）

〔经别〕耳穴

〔定位〕在三角窝内，靠对耳轮上脚的下、中 1/3 交界处。

神阙

〔经别〕任脉。

〔定位〕脐窝中点。

十一画

章门

〔经别〕足厥阴肝经。

〔定位〕在第 11 浮肋游离端之下际取穴。

十二画

期门

〔经别〕足厥阴肝经

〔定位〕仰卧，在锁骨中线上，当第 6 肋间隙取穴。

腰阳关

〔经别〕督脉。

〔定位〕俯卧，于后正中线，第 4 腰椎棘突下凹陷中取穴，约与髂嵴相平。

脾俞

〔经别〕足太阳膀胱经。

〔定位〕于第 11 胸椎棘突下，督脉旁开 1.5 寸处取穴。

然谷

〔经别〕足少阴肾经。

〔定位〕足内踝前，舟骨粗隆下缘凹陷中取穴。

十三画

照海

〔经别〕足少阴肾经

〔定位〕在内踝正下缘之凹陷中取穴。

十四画

睾丸（耳穴）

〔经别〕耳穴。

〔定位〕在对耳屏内侧前下方，是皮质下穴的一部分。

膏肓俞

〔经别〕足太阳膀胱经。

〔定位〕平第 4 胸椎棘突下，督脉旁开 1.5 寸，于肩胛骨脊柱缘，两手抱肘，俯伏取穴。

二十一画

蠡沟

〔经别〕足厥阴肝经。

〔定位〕在内踝尖上 5 寸，胫骨内侧面中央取穴。

主要参考书目

1. 马青平.实用男性学［M］.天津：天津科学技术出版社，1988.

2. 吴阶平.性医学［M］.北京：科学技术文献出版社，1982.

3. 胡龙才.遗精·阳痿证治［M］.北京：中医古籍出版社，1986.

4. 越家祺，谢新民.性功能障碍与中医自我康复［M］.天津：天津大学出版社，1989.

5. 李国章，董书新，杨宏.气功治疗二十九种慢性病［M］.北京：中国医药科技出版社，1989.

6. 王寅.气功外气疗法［M］.2版.太原：山西科学教育出版社，1987.

7. 杨树文.气功点穴按摩术［M］.北京：华夏出版社，1990.

8. 杨甲三.腧穴学［M］.上海：上海科学技术出版社，1984.

9. 俞大方.推拿学［M］.上海：上海科学技术出版社，1985.

10. 谢永新，李晓湘，王敬.百病饮食自疗［M］.北京：中医古籍出版社，1987.

11. 李乐德，李伯智.性治疗实用指南［M］.长沙：湖南科学技术出版社，1988。

12. 王极盛，李春荣.心理与健康［M］.北京：科学普及出版社，1984.

13. 冷方南.中国基本中成药（一部）［M］.北京：人民卫生出版社，1988.